NASH・NAFLDの
診療ガイド
2021

日本肝臓学会 編

文光堂

● NASH・NAFLD の診療ガイド 2021 執筆委員

芥田憲夫　　　江口有一郎
大塚基之　　　鎌田佳宏
坂元亨宇　　　中島　淳
米田政志

徳重克年 (アドバイザー)

● 日本肝臓学会企画広報委員会

今村道雄　　　上野義之
川村祐介　　　工藤正俊
是永匡紹　　　坂本直哉
田中　篤　　　寺井崇二
中川美奈　　　長谷川　潔
平松直樹
※上記委員は本書作成時のもの.

持田　智 (委員長)

● 日本肝臓学会 NASH 診断 WG*

岡上　武　　　鹿毛政義
小池和彦　　　坂元亨宇
角田圭雄　　　橋本悦子
原田憲一　　　山田剛太郎

● 日本肝臓学会 NASH 診断 WG 病理医協議会*

鹿毛政義　　　近藤福雄
坂元亨宇　　　全　　陽
中野雅行　　　原田憲一
尾島英知 (実務協力者)
辻川華子 (実務協力者)

*「NASH・NAFLD の診療ガイド 2015」刊行時, 日本肝臓学会が NASH 診断 WG と同病理医協議会を立ち上げ, その成果を本書の内容に反映させた.

(50 音順, 敬称略)

利益相反に関して

　日本肝臓学会では，企画広報委員ならびに NASH・NAFLD の診療ガイド執筆委員と NASH・NAFLD および関連疾患に関与する企業との間の経済的関係につき，以下の基準について各委員より過去 3 年間の利益相反状況の申告を得た.

〈利益相反開示項目〉

1. 臨床研究に関連する企業・法人組織や営利を目的とした団体（以下，企業・組織や団体という）の役員，顧問職については，1 つの企業・組織や団体からの報酬額が年間 100 万円以上とする.
2. 株式の保有については，1 つの企業についての年間の株式による利益（配当，売却益の総和）が 100 万円以上の場合，あるいは当該全株式の 5％以上を所有する場合とする.
3. 企業・組織や団体からの特許権使用料については，1 つの特許権使用料が年間 100 万円以上とする.
4. 企業・組織や団体から，会議の出席（発表）に対し，研究者を拘束した時間・労力に対して支払われた日当（講演料など）については，1 つの企業・組織や団体からの年間の講演料が合計 50 万円以上とする.
5. 企業・組織や団体がパンフレットなどの執筆に対して支払った原稿料については，1 つの企業・組織や団体からの年間の原稿料が合計 50 万円以上とする.
6. 企業・組織や団体が提供する研究費については，1 つの企業・組織や団体から臨床研究（受託研究費，共同研究費，委任経理金など）に対して支払われた総額が年間 100 万円以上とする.
7. 企業・組織や団体が提供する治験費，奨学（奨励）寄付金については，1 つの企業・組織や団体から，申告者個人または申告者が所属する部局（講座・分野）あるいは研究室の代表者に支払われた総額が年間 100 万円以上の場合とする.
8. 企業・組織や団体が提供する寄付講座に所属している場合とする.
9. その他，研究，教育，診療とは無関係な旅費，贈答品などの提供については，1 つの企業・組織や団体から受けた総額が年間 5 万円以上とする.

　委員はすべて，「NASH・NAFLD の診療ガイド」の内容に関して，NASH・NAFLD および関連疾患の医療レベルの向上，対象患者の健康寿命の延伸・QOL の向上を旨として編集・執筆作業を行った.
　申告された企業名を下記に示す（対象期間は 2017 年 1 月 1 日〜2019 年 12 月 31 日の 3 年間）. 企業名は 2021 年 1 月現在の名称とした.
　すべての開示項目に該当がない委員については，表末尾に記載した.

「NASH・NAFLD の診療ガイド」利益相反リスト（企画広報委員（本書作成時））

氏　名	開示項目		
	1	2	3
	4	5	6
	7	8	9
持田　智	該当なし	該当なし	エスアールエル
	あすか製薬，アッヴィ，MSD，大塚製薬，ギリアド・サイエンシズ，大日本住友製薬，ブリストル・マイヤーズ スクイブ	該当なし	アッヴィ，EA ファーマ，MIC メディカル，ギリアド・サイエンシズ，興和，シミック，ヤンセンファーマ
	あすか製薬，アッヴィ，EA ファーマ，エーザイ，第一三共，大日本住友製薬，中外製薬，東レ，持田製薬	該当なし	該当なし
今村道雄	該当なし	該当なし	該当なし
	該当なし	該当なし	アッヴィ，ブリストル・マイヤーズ スクイブ
	該当なし	該当なし	該当なし
上野義之	該当なし	該当なし	該当なし
	アッヴィ，EA ファーマ，大塚製薬	該当なし	ギリアド・サイエンシズ
	アッヴィ，EA ファーマ，大塚製薬，ギリアド・サイエンシズ，大日本住友製薬	該当なし	該当なし
川村祐介	該当なし	該当なし	該当なし
	エーザイ	該当なし	該当なし
	該当なし	該当なし	該当なし
工藤正俊	該当なし	該当なし	該当なし
	エーザイ，MSD，日本イーライリリー，バイエル薬品，ブリストル・マイヤーズ スクイブ	該当なし	該当なし
	アッヴィ，EA ファーマ，エーザイ，大塚製薬，ギリアド・サイエンシズ，大日本住友製薬，大鵬薬品工業，武田薬品工業	該当なし	該当なし

氏　名	開示項目		
	1	2	3
	4	5	6
	7	8	9
坂本直哉	該当なし	該当なし	該当なし
	アークメディア，あすか製薬，アッヴィ，アボットジャパン，エーザイ，MSD，大塚製薬，ギリアド・サイエンシズ，第一三共，ブリストル・マイヤーズ スクイブ	該当なし	該当なし
	アステラス製薬，アッヴィ，EA ファーマ，エーザイ，MSD，大塚製薬，ギリアド・サイエンシズ，塩野義製薬，第一三共，大日本住友製薬，武田薬品工業，中外製薬，バイエル薬品，ブリストル・マイヤーズ スクイブ	EA ファーマ，栄研化学，大塚製薬，つしまマネージメント，長野県飯山市	該当なし
田中　篤	該当なし	該当なし	該当なし
	アッヴィ，EA ファーマ，MSD，ギリアド・サイエンシズ，グラクソ・スミスクライン，ノバルティス ファーマ	該当なし	該当なし
	アッヴィ	該当なし	該当なし
寺井崇二	該当なし	該当なし	該当なし
	あすか製薬，MSD，大塚製薬，ギリアド・サイエンシズ，第一三共，武田薬品工業	該当なし	あすか製薬，インターステム，カイオム・バイオサイエンス，サンアロー，シスメックス，ツムラ，東ソー，日本製薬，バイオミメティクスシンパシーズ，ロート製薬
	旭化成ファーマ，アッヴィ，エーザイ，大塚製薬，協和キリン，大日本住友製薬，武田薬品工業，日本化学工業	該当なし	該当なし
長谷川　潔	該当なし	該当なし	該当なし
	MSD，バイエル薬品	該当なし	ニプロ
	大鵬薬品工業	該当なし	該当なし
平松直樹	該当なし	該当なし	該当なし
	アッヴィ，MSD，ギリアド・サイエンシズ	該当なし	該当なし
	該当なし	該当なし	該当なし

「NASH・NAFLD の診療ガイド」利益相反リスト（執筆委員）

氏　名	開示項目		
	1	2	3
	4	5	6
	7	8	9
芥田憲夫	該当なし	該当なし	該当なし
	アッヴィ, ギリアド・サイエンシズ, 田辺三菱製薬, ブリストル・マイヤーズ スクイブ	該当なし	該当なし
	該当なし	該当なし	該当なし
江口有一郎	該当なし	該当なし	該当なし
	MSD, ギリアド・サイエンシズ, 大日本住友製薬, ノボ ノルディスク ファーマ	該当なし	該当なし
	アッヴィ, エーザイ, 大日本住友製薬	該当なし	該当なし
坂元亨宇	該当なし	該当なし	該当なし
	該当なし	該当なし	オリンパス, サイトリミック, 田辺三菱製薬, 富士フイルム
	エーザイ	該当なし	該当なし
中島　淳	該当なし	該当なし	該当なし
	アステラス製薬, EA ファーマ, 興和, マイラン EPD, 持田製薬	FA ファーマ, ツムラ	アステラス製薬, ギリアド・サイエンシズ, 興和, ビオフェルミン製薬, マイラン EPD
	EA ファーマ, マイラン EPD, 持田製薬	該当なし	該当なし
米田政志	該当なし	該当なし	該当なし
	大日本住友製薬	該当なし	該当なし
	アッヴィ, MSD, バイエル薬品	該当なし	該当なし

下記の委員については申告事項なし.
企画広報委員（本書作成時）：是永匡紹，中川美奈
執筆委員：鎌田佳宏，大塚基之

序　文

　非アルコール性脂肪性肝疾患（NAFLD）は，最も頻度の高い肝疾患です．世界の各地域からの報告により差はありますが，現代人の約20％がNAFLDに罹患しており，その中の約10％，即ち全人口の約2％が病理学的に非アルコール性脂肪肝炎（NASH）と診断される進行性の肝疾患を有していると推計されています．勿論，全ての患者さんに肝生検を実施するわけにはいきませんから，その実態は不明です．

　同じく進行性の肝疾患であるウイルス性肝炎は，B型肝炎ウイルス，C型肝炎ウイルスの感染により引き起こされますが，ウイルス肝炎マーカーの測定により，その診断は比較的容易です．ウイルス性肝炎もNASHも肝癌のハイリスク群ですが，前者の場合は，ウイルス肝炎マーカー陽性者をリスク群とすることにより，効率的なサーベイランスが可能です．一方，NAFLDは頻度が高く，その中からNASHや肝癌のハイリスク群を拾いあげることは難しいのが現状です．

　治療に関しても，NASHとウイルス性肝炎のおかれている状況は著しく異なります．ウイルス性肝炎の場合は，C型肝炎に対する直接作用型抗ウイルス薬（DAA）やB型肝炎に対する核酸アナログのように，特異的な治療薬があります．しかし，NASHの場合は診断されても，有効な薬物治療法が確立していないことが問題です．

　このように，NAFLD・NASHの診療に関してはバイオマーカーの開発などの新しいブレークスルーが必要であり，同時に新規の治療薬の開発が期待されています．

　NAFLD・NASHは肝臓学の研究，臨床において現在最重要のテーマの一つになっています．本書は，前著である「NASH・NAFLDの診療ガイド2015」を6年ぶりに大幅に改訂したものです．本疾患の現在おかれている状況を的確に纏め，今後進むべき方向を示す書籍として，多くの先生方に利用されることを期待しています．

2021年3月

一般社団法人日本肝臓学会理事長
大阪大学大学院医学系研究科消化器内科学

竹原徹郎

刊行にあたって

　日本肝臓学会はガイドラインを補完する目的で，各種疾患の診療ガイド，マニュアルを発刊しています．ガイドラインは信頼性の高い科学論文に基づいて執筆されます．しかし，作業開始後に発表された最新の論文は，ガイドラインに反映されません．また，専門医の間では一般化していても，論文化されていない事項，いわゆる expert opinion に関して，言及するのは困難です．このため専門医はガイドラインに物足りなさを感じます．また，非専門医は図表などを盛り沢山にして，理解しやすくした刊行物を希望します．これらの要望に応えるのが，診療ガイド，マニュアルです．この度，日本肝臓学会は日本消化器病学会と合同で，「NAFLD/NASH 診療ガイドライン 2020（改訂第 2 版）」を発刊しました．これに応じて，「NASH・NAFLD の診療ガイド 2015」を改訂し，本診療ガイドを刊行するに至りました．

　生活習慣の変化によって，NAFLD/NASH は増加の一途を辿っています．この情勢を鑑みて，日本肝臓学会は 2010 年に「NASH・NAFLD の診療ガイド 2010」を発刊しました．2014 年には同ガイドの要約版を作成し，ホームページにも掲載しています．また，同年に日本消化器病学会が日本肝臓学会の協力の下に，「NAFLD/NASH 診療ガイドライン 2014」を刊行した際には，これを補完する目的で「NASH・NAFLD の診療ガイド 2015」を発刊しました．その作成にあたっては，NASH 診断 WG と同病理医協議会を立ち上げました．このため 2015 年版には病理所見がアトラス形式で解りやすく提示してあり，わが国における NASH の組織学的診断に関する均てん化に寄与しました．今回の 2021 年版も前版の方針を引き継ぎ，病理所見のみならず，図表を満載して，読者が理解しやすいように編集しております．執筆者は全員が「NAFLD/NASH 診療ガイドライン 2020（改訂第 2 版）」の作成に関わった専門医です．また，同ガイドラインの作成責任者である徳重克年先生（東京女子医科大学）には，アドバイザーとして加わっていただきました．これによって，本刊行物の内容はガイドラインと齟齬がないように配慮されています．最新版のガイドラインに準拠し，より解りやすく，さらに一歩先を行く刊行物と見なされます．

　本刊行物の草稿は，企画広報委員会の委員が全員で査読しました．指摘された事項は，執筆者全員とアドバイザー，企画広報委員会委員長からなる会議で討議し，その決定事項を最終稿に反映させました．COVID-19 蔓延下で多忙な中，ご尽力いただいた関係者の皆様に感謝申し上げます．わが国の肝癌は，ウイルス性症例が減少する一方で，NAFLD/NASH などによる非ウイルス性症例が増加しています．本刊行物がわが国における肝癌の撲滅に寄与することを期待します．

2021 年 3 月吉日

日本肝臓学会副理事長，企画広報委員会委員長
埼玉医科大学消化器内科・肝臓内科

持田　智

Contents

第 **4** 章　NAFLD の検査所見　　26

第 **5** 章　NAFLD の病理所見　　32

第 **6** 章　NAFLD の治療　　42

第 7 章　NAFLD の予後　52

●本書で使用される主な用語・略語

ballooning	肝細胞風船様変性
fatty liver disease	脂肪性肝疾患
Mallory-Denk body	マロリー・デンク体
nonalcoholic fatty liver（NAFL）	非アルコール性脂肪肝
nonalcoholic fatty liver disease（NAFLD）	非アルコール性脂肪性肝疾患
nonalcoholic steatohepatitis（NASH）	非アルコール性脂肪肝炎

NASH・NAFLD の診療ガイド 2021

NAFLD の定義と分類

1．非アルコール性脂肪性肝疾患 NAFLD とは

● 肝臓に脂肪蓄積を認める主な病態として，過剰なアルコール摂取によるアルコール性脂肪性肝疾患と，アルコール摂取がない，あるいは少ない非アルコール性脂肪性肝疾患（nonalcoholic fatty liver disease：NAFLD）がある．

● NAFLD とは，主にメタボリックシンドロームに関連する諸因子とともに，組織診断あるいは画像診断で脂肪肝を認めた病態である．

● ただし，飲酒習慣がなくとも肝臓に脂肪蓄積を認める病態の原因は，薬物性や症候性などの二次性のものが多数あり，このような病態（二次性脂肪肝）を除外しなければならない（**表1**）[1~3]．

● 非アルコール性とする飲酒量は，エタノール換算で男性 30 g/日，女性 20 g/日未満と定義する．

● 肝臓の脂肪蓄積は，通常の腹部エコー検査では肝臓の 30 % 以上でないと良好な感度・特異度が得られない[4]．

● 肝臓での 5 % 以上の脂肪蓄積（肝生検による脂肪化グレード 1 以上）の定量は，MRI（proton density fat fraction（PDFF））で AUC 0.961，vibration-controlled transient elastography（VCTE）（controlled attenuation parameter（CAP））で AUC 0.878 と，

表1　二次性脂肪肝をきたす原因

生活習慣	過度のアルコール摂取
疾　患	C 型肝炎（genotype 3） Wilson 病 脂肪萎縮症 飢餓状態 非経口的栄養 Reye 症候群 急性妊娠脂肪肝 HELLP 症候群
先天性代謝異常	無 β リポ蛋白血症 ヘモクロマトーシス α₁ アンチトリプシン欠損症 レシチンコレステロールアシルトランスフェラーゼ欠損症 ライソゾーム酸性リパーゼ欠損症　など
薬　物	アミオダロン メトトレキサート タモキシフェン ステロイド バルプロ酸 抗レトロウイルス薬　など
その他	膵頭十二指腸切除後

（文献 1～3 より作成）

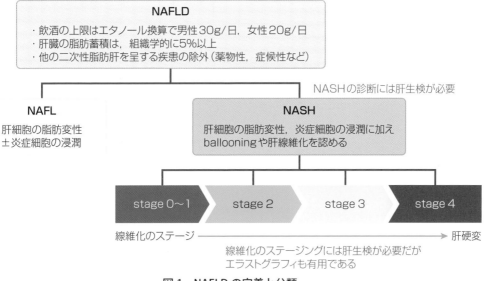

1
NAFLDの
定義と分類

2
NAFLDの疫学

3
NAFLDの
病因・病態

4
NAFLDの
検査所見

5
NAFLDの
病理所見

6
NAFLDの治療

7
NAFLDの予後

図1　NAFLDの定義と分類

感度・特異度ともに高く定量できる.

- NAFLDには病理学的に純粋に脂肪変性のみ,あるいは脂肪変性に炎症細胞の浸潤のみを認める非アルコール性脂肪肝(nonalcoholic fatty liver:NAFL)と,肝臓の脂肪変性や炎症細胞浸潤に加え,ballooning(肝細胞風船様変性)や肝線維化を認める非アルコール性脂肪肝炎(nonalcoholic steatohepatitis:NASH)がある(**図1**).
- NAFLDは全身疾患としてとらえる必要があり,多くの合併疾患を呈することに留意しなければならない(**図2**)[5].
- NAFLDでは肝硬変や肝癌に加え,肝外悪性腫瘍や心血管イベントの合併が多い.他臓器癌では,男性では大腸癌,女性では乳癌の合併が多い[6].
- NAFLDは糖尿病や脂質異常症,高血圧症,メタボリックシンドロームと合併することも多い.海外の研究ではNAFLD発症や線維化進展により,その後の2型糖尿病発症は有意に増加するとされている[7].

2. 疾患概念の変遷と臨床現場での認識の変化

- 近年の大規模疫学研究から,NAFLDの予後規定因子はNASHの有無よりも肝臓の線維化進展の程度であることが明らかにされ,線維化の程度(線維化ステージ)に応じて経過観察方法・治療法を考慮すべきであると考えるようになった[6,8].
- 肝臓の線維化ステージは,肝硬変への移行や肝細胞癌の発生のみならず,心血管イベントの発生や肝臓以外の悪性腫瘍の発生にも強く関与することが報告されている[6].
- NAFLは病態がほとんど進行しないと考えられ,以前は単純性脂肪肝と呼ばれた.一方で,NASHは肝線維化が進行し,肝硬変や肝癌の発症母地にもなる.

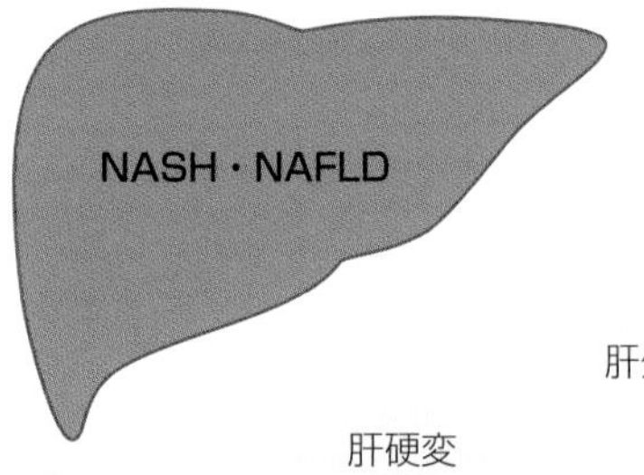

心血管疾患

胃食道逆流症
大腸腺腫

睡眠時無呼吸症候群

NASH・NAFLD

糖尿病

慢性腎不全

骨粗鬆症

肝外悪性腫瘍

肝硬変
肝癌

不眠
うつ病

図2　NASH・NAFLD の合併疾患
（文献 5 より引用改変）

● NASH の診断は肝生検による病理学的検討によってのみ下すことができるが，線維化の進展や肝臓の脂肪蓄積量の定量は，近年 VCTE（FibroScan®）や MR elastography（MRE）で肝生検を行わなくても高感度かつ非侵襲的に評価できるようになった[9]（図1）．

● 患者の予後規定因子は線維化進展の程度であり，侵襲的検査（肝生検），非侵襲的検査（線維化マーカー，スコアリングシステム，各種エラストグラフィ）などを適切に用いて線維化の程度を正しく評価することが，実地臨床上最も重要であると考えられるようになった．

3. NAFLD の定義 （診療ガイドライン[3]に準拠した定義）

> NAFLD/NASH の診療ガイドラインは，2014 年に日本消化器病学会の編集で，協力学会として日本肝臓学会の協力を得て作成された．その後，疾患概念，画像診断法，治療方法に関して新たな知見が集積されており，日本消化器病学会と日本肝臓学会の共同改訂の診療ガイドラインとして「NAFLD/NASH 診療ガイドライン 2020（改訂第 2 版）」が発行された．

● 肝臓の脂肪蓄積は，組織学的に 5% 以上を有意とする．

● NASH は，病理診断による脂肪変性，炎症，肝細胞傷害（ballooning）が特徴である．

● 飲酒の上限はエタノール換算で男性 30 g/日，女性 20 g/日が基準である．

● 薬物に起因する脂肪性肝疾患は，基本的に薬物性肝障害として取り扱う．

● いわゆる小滴性脂肪変性を呈する Reye 症候群，急性妊娠脂肪肝などは，NAFLD からは除外する．

- NASH 肝硬変のなかに，進行とともに脂肪変性や ballooning などの NASH の特徴が消失し，burned-out NASH を呈するものもある．
- NAFL と NASH は，相互移行がある．NAFL の一部は，進行速度は遅いが線維化が進行することもある．

> 生命予後に最も関連する病理所見は肝線維化であり，線維化の程度に応じて経過観察方法・治療法を考慮すべきである．

■文 献

1) Chalasani N, Younossi Z, Lavine JE, et al. The diagnosis and management of nonalcoholic fatty liver disease : Practice guidance from the American Association for the Study of Liver Diseases. Hepatology 2018 ; 67 : 328-357.

2) European Association for the Study of the Liver (EASL), European Association for the Study of Diabetes (EASD), European Association for the Study of Obesity (EASO). EASL-EASD-EASO Clinical Practice Guidelines for the management of non-alcoholic fatty liver disease. J Hepatol 2016 ; 64 : 1388-1402.

3) 日本消化器病学会，日本肝臓学会（編）．NAFLD/NASH 診療ガイドライン 2020（改訂第 2 版），南江堂，2020．

4) Wieckowska A, Feldstein AE. Diagnosis of nonalcoholic fatty liver disease : invasive versus noninvasive. Semin Liver Dis 2008 ; 28 : 386-395.

5) 角田圭雄，瀬古裕也，伊藤義人．Ⅶ. 治療の実際：専門医への紹介のポイント．日内会誌 2016 ; 105 : 56-61.

6) Hagström H, Nasr P, Ekstedt M, et al. Fibrosis stage but not NASH predicts mortality and time to development of severe liver disease in biopsy-proven NAFLD. J Hepatol 2017 ; 67 : 1265-1273.

7) Lonardo A, Nascimbeni F, Mantovani A, et al. Hypertension, diabetes, atherosclerosis and NASH : Cause or consequence？ J Hepatol 2018 ; 68 : 335-352.

8) Angulo P, Kleiner DE, Dam-Larsen S, et al. Liver fibrosis, but no other histologic features, is associated with long-term outcomes of patients with nonalcoholic fatty liver disease. Gastroenterology 2015 ; 149 : 389-397.e10.

9) Imajo K, Kessoku T, Honda Y, et al. Magnetic resonance imaging more accurately classifies steatosis and fibrosis in patients with nonalcoholic fatty liver disease than transient elastography. Gastroenterology 2016 ; 150 : 626-637.e7.

1 NAFLD の定義と分類

2 NAFLD の疫学

3 NAFLD の病因・病態

4 NAFLD の検査所見

5 NAFLD の病理所見

6 NAFLD の治療

7 NAFLD の予後

2 NAFLDの疫学

- 肥満人口の増加を背景にNAFLDの有病率は上昇していると考えられ，そのなかでも男性の有病率が高い．NASHの一般集団における有病率は2%程度と推定されるが，正確な有病率は明らかではない．
- NASH・NAFLDには生活習慣病の合併が高率で，とくに糖尿病は肝線維化の進展に関係する．
- BMI 25 kg/m² 未満の非肥満者におけるNAFLDはアジアでの有病率が高く，わが国での有病率は，2002年の報告では11.2%，2014年の報告では15%であった．
- 一般小児におけるNAFLDの有病率は4～10%，小児肥満における有病率は15～55%と推測される．NASHの有病率は明らかではない．

1. NASH・NAFLDの有病率

- わが国において大規模コホートを対象とした縦断研究は報告されていないが，健診受診者を対象とした2001年の調査では，肥満におけるNAFLDの有病率は18%であった[1]．
  - ▷ 肥満人口の増加を背景にNAFLDの有病率は上昇していると考えられ，非肥満者も含めた2009～10年の調査では有病率は約30%であった[2]．
  - ▷ メタアナリシスによるNAFLDの全世界での推定有病率は，2000～05年で20.1%（95% CI：10.03～36.31），2006～10年で23.8%（95% CI：17.86～30.84），2011～15年で26.8%（95% CI：23.47～30.42）と増加している[3]．
- セレクションバイアスの存在や診断の困難性から，一般集団およびNAFLDにおけるNASHの有病率に関するエビデンスは十分でなく，スコアリングシステムや数理的推定による予測に限定される．

① 有病率と性別・年齢・地域との関連

- NASH・NAFLDの有病率は，年齢や性別によって異なり，さらに人種差や地域差がある．
- NAFLDの有病率における性差に関しては，その原因・要因について一定の見解は得られていないが，わが国を含めアジア諸国では男性が女性よりも高頻度である[2,4-7]．
- わが国において，NAFLDの有病率は男性で32.2～41.0%，女性で8.7～17.7%であり，男性の方が高い[4]（**図1a，2**）[2,8]．
  - ▷ 2009～10年での人間ドック受診者を対象とした多施設調査では，NAFLDの有病率は全体で29.7%，男性で41.0%，女性で17.7%ととくに男性において増加している[2]．
  - ▷ 女性においては60歳以上に多いと報告されており，加齢や閉経に伴うエストロゲンの低下がNAFLD病態の進展に影響していると考えられている[9]．

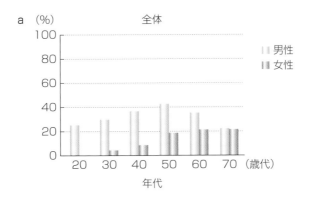

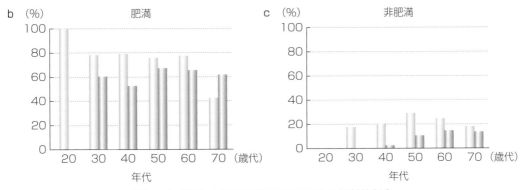

図1　わが国における年代別の NAFLD の相対的割合

a：全人口における割合，b：肥満人口における割合，c：非肥満人口における割合．
肥満 NAFLD が多いものの，アジアでは非肥満 NAFLD の有病率は高いとされている．

（文献 8 より引用）

● NASH の有病率の性差については明らかでないが，わが国では NAFLD における NASH の割合は若年者において男性に多く，60 歳以上では女性に多いと報告されている．

② 有病率と BMI との関連

● BMI と NAFLD の有病率に関する検討では，BMI 23 kg/m^2 未満では 10.5 ％，23〜25 kg/m^2 では 37.9 ％，25〜28 kg/m^2 では 58.4 ％，28〜30 kg/m^2 では 84.2 ％，30 kg/m^2 以上では 89.1 ％と，BMI の増加とともに NAFLD の有病率は上昇していた．また BMI 25 kg/m^2 未満の非肥満例における NAFLD の頻度は 18.4 ％であった（**図3**）[2]．

③ 線維化への進展

● わが国において，線維化予測式 fibrosis-4 index（FIB-4 index）（4章**表1**参照）を用いた検討では，線維化の進展が予測される FIB-4 index ＞ 2.67 の頻度は一般集団において 1.9 ％，NAFLD において 2.7 ％であった[2]．

1 NAFLDの定義と分類
2 NAFLDの疫学
3 NAFLDの病因・病態
4 NAFLDの検査所見
5 NAFLDの病理所見
6 NAFLDの治療
7 NAFLDの予後

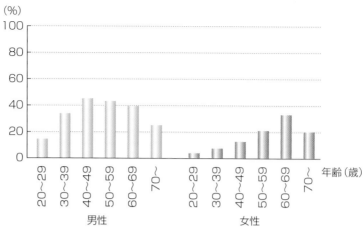

図2　わが国における年齢別の NAFLD の有病率

全年齢において男性の方が有病率が高いが，年齢が上がるにつれて女性の有病率が上昇している．

（文献2より引用）

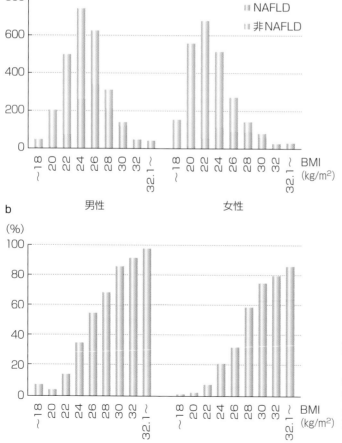

図3　わが国における BMI 別の NAFLD の有病率

a：NAFLD と非 NAFLD の割合．
b：NAFLD の相対的割合．
男性も女性も BMI の増加とともに NAFLD の有病率が上昇する傾向がある．

（文献2より引用）

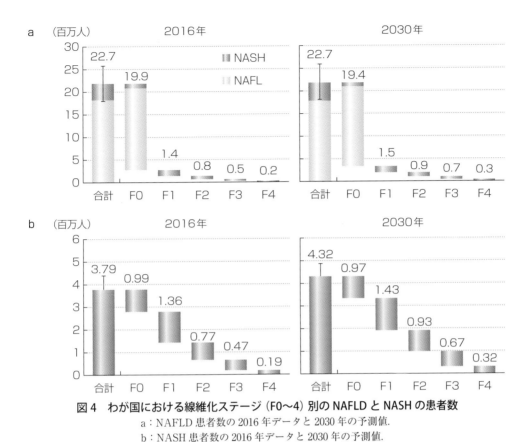

図4　わが国における線維化ステージ（F0〜4）別の NAFLD と NASH の患者数
a：NAFLD 患者数の 2016 年データと 2030 年の予測値．
b：NASH 患者数の 2016 年データと 2030 年の予測値．
F3 以上の NASH が増加すると予測されている．

（文献 10 より引用）

● 世界各国における NAFL および NASH の患者数に関する Markov モデルを用いた推
定では，わが国の NAFL は 2016 年で 1,890 万人，2030 年には 1,841 万人と減少する
と報告されているが，線維化の進展した stage 3（F3）以上の NASH は 2016 年で 66
万人，2030 年では 99 万人に増加すると予測されている（**図4**）[10]．

注) 肝の脂肪化は腹部エコー検査や CT，MRI を用いて診断できる．ただし，近年の腹部エコー診断装置の画像処理技術の進歩も相まって，5% 程度の軽度脂肪化は検出できないものの，20〜30% 以上の脂肪化になれば画像上検出できるといわれている．また一部の腹部エコー診断装置や VCTE（FibroScan®），MRI を用いた MRI-PDFF では，脂肪化の定量が可能である．

1 NAFLD の定義と分類
2 NAFLD の疫学
3 NAFLD の病因・病態
4 NAFLD の検査所見
5 NAFLD の病理所見
6 NAFLD の治療
7 NAFLD の予後

2. NAFLD における生活習慣病の頻度[3,8] (図5)[11]

● NAFLD における肥満の頻度は，約 50～70％ であった．
● NAFLD における脂質異常症の頻度は，約 60～80％ であった．
● NAFLD における高血圧の頻度は，約 40％ であった．
● NAFLD における糖尿病の頻度は，約 20～50％ であった．
  ▷ 糖尿病の合併は，進展した肝線維化に関係する因子である．
● NAFLD における高尿酸血症の頻度は，約 30％ であった．

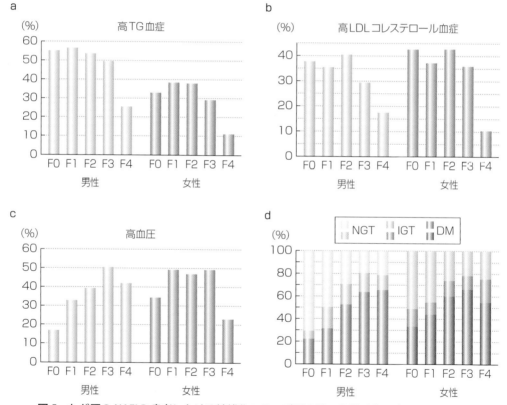

図5　わが国の NAFLD 患者における線維化ステージ別の糖・脂質異常，高血圧の有病率
　　　a：高中性脂肪（TG）血症の有病率.
　　　b：高低比重リポ蛋白（LDL）コレステロール血症の有病率.
　　　c：高血圧の有病率.
　　　d：耐糖能（NGT：正常耐糖能，IGT：耐糖能異常，DM：糖尿病）.
　　　　　　　　　　　　　　　　　　　　　　（文献 11 より引用）

3. 非肥満患者における NASH・NAFLD の有病率

- 一般的に BMI $25\,\mathrm{kg/m^2}$ 未満に合併する NAFLD が非肥満 NAFLD と定義される.
  - ▷ 世界保健機関 World Health Organization（WHO）による国際的な肥満の定義は BMI $30\,\mathrm{kg/m^2}$ 以上であるが，アジアにおいて BMI $25\,\mathrm{kg/m^2}$ 以上をカットオフとすることが 2004 年に一部容認されている.
- 一般集団における非肥満 NAFLD の有病率は 7〜20％と報告されており，アジアで高い傾向である.
  - ▷ わが国で検診受診者を対象とした非肥満 NAFLD の有病率は，2002 年の報告で 11.2％[12]，2015 年の報告で 15％（図1）[8]であった．また，2017 年のアジアにおける報告では NAFLD のうち非肥満は 8〜25％であった[13].

memo▶アジア人における非肥満 NAFLD

アジア人は BMI $30\,\mathrm{kg/m^2}$ 未満であっても内臓脂肪型肥満やインスリン抵抗性の合併率が欧米より高く，このことが非肥満 NAFLD がアジアにおいて有病率が高い背景になっていると考えられる．また，その原因として遺伝子多型（*PNPLA3* 遺伝子のマイナーヘテロ（CG）やマイナーホモ（GG））が，日本人では多く関与していることが報告されている[14].

4. 小児における NASH・NAFLD の有病率

- 一般小児における NAFLD の有病率は 4〜10％前後，小児肥満における有病率は 15〜55％前後と推測される．NASH の有病率は明らかになっていない.
  - ▷ 住民対照研究を検討したメタアナリシスでは，1〜19歳のNAFLDの有病率は7.6％と報告されている.
- わが国では一般中学生を対象とした研究で NAFLD の有病率は 4.4〜4.5％であった[15]．また成人と同様に肥満や糖尿病は NAFLD のリスク因子であり，有病率が上昇し，肥満においては 15〜55％の有病率と推測される．NASH の有病率は明らかにはなっていない.
  - ▷ 肝脂肪化の程度と年齢別・性別調整標準体重，BMI，血清 ALT，γ-GTP，中性脂肪（triglyceride：TG）値が相関している（図6）[15].
- 小児における NAFLD の有病率に関するエビデンスは十分でなく，正確に把握されていない．小児 NAFLD は成人と同様に環境や研究対象コホートの年齢，性別，人種，また NAFLD の診断方法などの違いによって差異が存在すると考えられる.

memo▶B, C 型慢性肝炎治療後の脂肪肝

C 型慢性肝炎は治療方法の発展により著効率が著しく上昇したが，ウイルス排除後に残存したり，新たに発症する脂肪肝，NASH・NAFLD が問題となっている．有病率や発症率に関するエビデンスは十分ではない．近年，C 型慢性肝炎治療後に発症した NASH がその後の全死亡，肝発癌死亡と関連するという報告もある[16]．また，C 型肝炎（genotype 3）[17]以外のウイルス性肝疾患

1 NAFLDの定義と分類
2 NAFLDの疫学
3 NAFLDの病因・病態
4 NAFLDの検査所見
5 NAFLDの病理所見
6 NAFLDの治療
7 NAFLDの予後

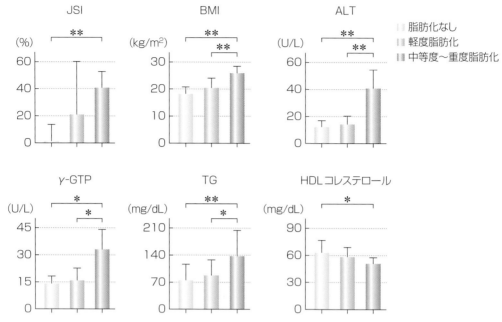

図6　わが国の中学生における脂肪化の程度別の臨床パラメータの比較

データは 2004 年と 2007 年に合計 537 人から得られたもの.

**$p<0.01$, *$p<0.05$, JSI：age- gender-adjusted Japanese standardized weight index for height（年齢別・性別調整標準体重），ALT：アラニンアミノトランスフェラーゼ，γ-GTP：γ-グルタミルトランスペプチダーゼ，HDL：高比重リポ蛋白.

（文献 15 より引用）

を NAFLD の原因として含めるかに関しては一定の見解は得られておらず，今後の課題といえる．とくに予後などの検討では，B 型肝炎・C 型肝炎（ウイルス排除例も含む）合併例は分けて検討する必要がある．

■ 文　献

1) Hamaguchi M, Kojima T, Takeda N, et al. The metabolic syndrome as a predictor of nonalcoholic fatty liver disease. Ann Intern Med 2005；143：722-728.

2) Eguchi Y, Hyogo H, Ono M, et al. Prevalence and associated metabolic factors of nonalcoholic fatty liver disease in the general population from 2009 to 2010 in Japan：a multicenter large retrospective study. J Gastroenterol 2012；47：586-595.

3) Younossi ZM, Koenig AB, Abdelatif D, et al. Global epidemiology of nonalcoholic fatty liver disease — Meta-analytic assessment of prevalence, incidence, and outcomes. Hepatology 2016；64：73-84.

4) Hamaguchi M, Takeda N, Kojima T, et al. Identification of individuals with non-alcoholic fatty liver disease by the diagnostic criteria for the metabolic syndrome. World J Gastroenterol 2012；18：1508-1516.

5) Sinn DH, Kang D, Jang HR, et al. Development of chronic kidney disease in patients with non-alcoholic fatty liver disease：A cohort study. J Hepatol 2017；67：1274-1280.

6) Li L, You W, Ren W. The ZJU index is a powerful index for identifying NAFLD in the general

Chinese population. Acta Diabetol 2017 ; 54 : 905-911.

7) Weston SR, Leyden W, Murphy R, et al. Racial and ethnic distribution of nonalcoholic fatty liver in persons with newly diagnosed chronic liver disease. Hepatology 2005 ; 41 : 372-379.

8) Nishioji K, Sumida Y, Kamaguchi M, et al. Prevalence of and risk factors for non-alcoholic fatty liver disease in a non-obese Japanese population, 2011-2012. J Gastroenterol 2015 ; 50 : 95-108.

9) Hashimoto E, Tokushige K. Prevalence, gender, ethnic variations, and prognosis of NASH. J Gastroenterol 2011 ; 46 : 63-69.

10) Estes C, Anstee QM, Arias-Loste MT, et al. Modeling NAFLD disease burden in China, France, Germany, Italy, Japan, Spain, United Kingdom, and United States for the period 2016-2030. J Hepatol 2018 ; 69 : 896-904.

11) Nakahara T , Hyogo H, Yoneda M et al. Type 2 diabetes mellitus is associated with the fibrosis severity in patients with nonalcoholic fatty liver disease in a large retrospective cohort of Japanese patients. J Gastroenterol 2014 ; 49 : 1477-1484.

12) Omagari K, Kadokawa Y, Masuda J, et al. Fatty liver in non-alcoholic non-overweight Japanese adults : incidence and clinical characteristics. J Gastroenterol Hepatol 2002 ; 17 : 1098-1105.

13) Fan JG, Kim SU, Wong VW. New trends on obesity and NAFLD in Asia. J Hepatol 2017 ; 67 : 862-873.

14) Wong VW, Wong GL, Chan RS, et al. Beneficial effects of lifestyle intervention in non-obese patients with non-alcoholic fatty liver disease. J Hepatol 2018 ; 69 : 1349-1356.

15) Tsuruta G, Tanaka N, Hongo M, et al. Nonalcoholic fatty liver disease in Japanese junior high school students : its prevalence and relationship to lifestyle habits. J Gastroenterol 2010 ; 45 : 666-672.

16) Peleg N, Issachar A, Sneh Arbib O, et al. Liver steatosis is a major predictor of poor outcomes in chronic hepatitis C patients with sustained virological response. J Viral Hepat 2019 ; 26 : 1257-1265.

17) Chalasani N, Younossi Z, Lavine JE, et al. The diagnosis and management of nonalcoholic fatty liver disease : Practice guidance from the American Association for the Study of Liver Diseases. Hepatology 2018 ; 67 : 328-357.

1 NAFLDの定義と分類
2 NAFLDの疫学
3 NAFLDの病因・病態
4 NAFLDの検査所見
5 NAFLDの病理所見
6 NAFLDの治療
7 NAFLDの予後

NAFLD の病因・病態

1．NAFLD の基本的病因・病態

- ● NAFLD は主にメタボリックシンドロームに関連する諸因子が関与する．アルコール性肝障害，ウイルス性肝疾患，薬物性肝障害など他の肝疾患は除外する[1]．

- ● 二次性脂肪性肝疾患の病因はさまざまであり，過剰飲酒，内分泌疾患，極度の低栄養，薬物などが挙げられる[2]（1 章**表 1** 参照）．

- ● いわゆる小滴性脂肪変性を呈する Reye 症候群，急性妊娠脂肪肝などは，NAFLD からは除外する．

① 肥満

- ● 脂肪肝の形成に大きく寄与する要因として，過栄養状態を基盤とした全身性の肥満が挙げられる．

- ● 肥満は皮下脂肪型肥満と内臓脂肪型肥満に大別され，後者の方がメタボリックシンドロームを惹起しやすい．

memo メタボリックシンドローム

インスリン抵抗性を基盤として脂質異常症，高血圧など複数のリスクを合併した心血管病に対する multiple risk factor syndrome である．2005 年にわが国での診断基準が策定された．メタボリックシンドロームは内臓脂肪蓄積により惹起される一連の病態ととらえられており，動脈硬化性疾患のみならず種々の生活習慣病を惹起し，発癌リスクとしても注目されている．

- ● 過剰に摂取された糖質は TG に変換され，主に脂肪組織に蓄積するが，脂肪組織への TG の過剰蓄積はインスリン抵抗性やアディポサイトカイン分泌異常を生じる．

- ● アディポサイトカインは肝臓の代謝調節のみならず，炎症や線維化，癌化のプロセスにおいても重要な役割を演じていることが示唆されている．

memo アディポサイトカイン

脂肪組織から産生される生理活性物質の総称で，レプチン，アディポネクチン，plasminogen activator inhibitor (PAI)-1，レジスチンのほか，炎症性サイトカインである tumor necrosis factor (TNF)-αやケモカインの C-C motif chemokine (CCL) 2 なども含む．実際には脂肪細胞以外の細胞から産生される因子も含まれており，脂肪組織以外の臓器での産生もみられる．これらの因子は単独での生理活性に加え，複数の因子の発現バランスの変化によって病態に影響を及ぼしていると考えられている（**図 1**）．肝臓においても，レプチンは Kupffer 細胞の活性化増強[3]や肝線維化促進因子としての作用[4]が明らかにされている一方，アディポネクチンは保護的に作用する[5]ことが実験的に証明されている．

- ● 筋組織などの脂肪組織以外の臓器への脂肪蓄積（異所性脂肪蓄積）は臓器障害につながり，インスリン抵抗性の増強など，代謝異常のさらなる増悪を惹起する．

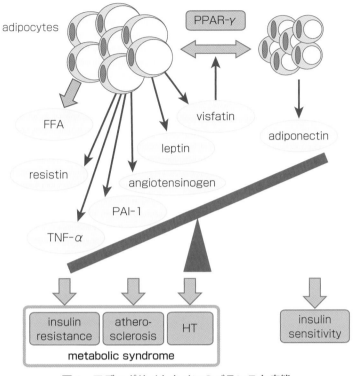

図1 アディポサイトカインのバランスと病態

PPAR-γ：peroxisome proliferator-activated receptor γ，FFA：free fatty acid，HT：hypertension

② インスリン抵抗性

- インスリン抵抗性は2型糖尿病ないしその前段階である耐糖能異常の病態の根幹を形成する病態であり，高血糖に対するインスリンの血糖降下作用が減弱している状態である．

- 脂肪組織や肝臓におけるインスリン抵抗性の形成には，慢性炎症に伴うマクロファージ活性化と炎症性サイトカイン・ケモカイン産生が寄与している．肥満に伴うレプチン産生亢進やアディポネクチン産生低下などのアディポサイトカイン発現バランスの異常も，炎症を助長するとともにインスリン抵抗性を増強する[6]．

- インスリン作用の減弱に伴いインスリン基礎分泌が亢進し，早朝空腹時の高インスリン血症，homeostasis model assessment for insulin resistance（HOMA-IR）上昇が認められる．

- NAFLD では肝臓でのインスリンのクリアランスが低下していることも，末梢血中の高インスリン血症をさらに助長すると考えられる．

- インスリン抵抗性状態では，インスリンの作用である糖新生抑制が生じにくくなっているが，一方でインスリン受容体から insulin receptor substrate（IRS）-1 を介した sterol regulatory element-binding protein（SREBP）-1c 誘導に伴う脂肪合成系はむしろ亢進している[注1]．

1 NAFLDの定義と分類
2 NAFLDの疫学
3 NAFLDの病因・病態
4 NAFLDの検査所見
5 NAFLDの病理所見
6 NAFLDの治療
7 NAFLDの予後

注 1）インスリン抵抗性といってもインスリンの生理活性すべてが減弱しているわけではなく，糖代謝に限ったインスリン作用の抑制であることに留意することが重要である．インスリンは代謝調節作用のみならず増殖因子としての活性もあり，このようなインスリンの多彩な生理活性の亢進が肝線維化の進展や肝発癌にも寄与している可能性が示唆される．

- 核内受容体 farnesoid X receptor（FXR）の活性化は胆汁酸代謝，糖脂質代謝，インスリン抵抗性調節に関与している．
- fibroblast growth factor（FGF）21 は肝臓で産生されるヘパトカインの一種であり，インスリン非依存的に脂肪細胞によるグルコース取り込みを促進し，インスリン抵抗性改善作用を有している．
- FGF19 は腸管から分泌されるホルモンであり，FGF21 同様，インスリン抵抗性改善作用，脂肪酸 β 酸化亢進作用，脂肪酸合成抑制作用を有している．

2. NAFLD の発症機序

- NAFLD は，他の生活習慣病と同様に，遺伝的素因に加えて生活習慣などの環境因子によるエピジェネティック制御が組み合わさって発症すると考えられる．
- NAFLD は従来，肝細胞への脂肪蓄積を生じるステップと炎症・線維化が進展するステップを分ける，いわゆる two-hit theory[7] で説明されてきたが，実際にはこれらのステップは不可分であり，多因子が同時並行で病態形成に関与する multiple parallel hits hypothesis が提唱されている[8]．

① 遺伝的素因

1) PNPLA3 遺伝子

- ゲノムワイド関連解析（genome-wide association study：GWAS）により，NAFLD に関連する一塩基多型（single nucleotide polymorphism：SNP）として，第 22 番染色体上の PNPLA3（adiponutrin）遺伝子において rs738409（I148M）および rs6006460（S453I）の 2 つの多型が明らかにされた[9]．
- PNPLA3 の I148M 多型は肥満や糖代謝，脂質異常，高血圧などの代謝性素因との関連は弱い一方，肝脂肪化のみではなく NAFLD の線維化進行例に関連が強いことが明らかにされた．
- わが国で行われた GWAS でも PNPLA3 遺伝子 I148M の多型に有意な関連を認め，層別解析では Matteoni 分類で type 4 に強い相関がみられることから，日本人においても NAFLD 発症との関連が示唆されている[10]．
- PNPLA3 がコードしている 481 アミノ酸からなる adiponutrin は，脂肪組織での TG 水解にかかわる adipose triglyceride lipase（ATGL）（PNPLA2）と類縁の分子で，TG 合成ステップに関与する lysophosphatidic acid（LPA）acyltransferase（LPAAT）として機能する．

1 定義と分類 NAFLDの

2 NAFLDの疫学

3 病因・病態 NAFLDの

4 検査所見 NAFLDの

5 病理所見 NAFLDの

6 NAFLDの治療

7 NAFLDの予後

表1　NAFLD に関与する遺伝的素因

遺伝子名	名　称	遺伝子多型	機　能	表現型
PNPLA3	patatin-like phospholipase domain containing 3	rs738409 C>G	リパーゼ活性の促進	NAFLD, NASH, fibrosis, HCC 増加
TM6SF2	transmembrane 6 superfamily member 2	rs58542926 C>T	VLDL 分泌	NAFLD, NASH, fibrosis 増加
GCKR	glucokinase regulator	rs780094 A>G rs1260326 C>T	グルコキナーゼ阻害作用	NAFLD, NASH, fibrosis 増加
MBOAT7	membrane bound O-acyltransferase domain containing 7	rs641738 C>T	リゾホスファチジルイノシトールアシルトランスフェラーゼ	NAFLD, HCC 増加
DYSF	dystrophy-associated fer-1-like protein (dysferlin)	rs17007417 C>T	筋肉修復作用	NAFLD 肝癌発症に関連（日本人）
PEMT	phosphatidylethanolamine N-methyltransferase	rs7946 C>T	ホスファチジルコリン生合成	NAFLD 増加（東アジアに多い）
MTTP	microsomal triglyceride transfer protein	several	VLDL 分泌	NAFLD 増加
ApoB	apolipoprotein B	several	VLDL 分泌	NAFLD, NASH, fibrosis, HCC 増加

VLDL：very low density lipoprotein, HCC：hepatocellular carcinoma

● *PNPLA3* の I148M 多型は LPAAT 活性の上昇をもたらし，肝脂肪化に関与するほか，phospholipase A2 活性の変化に伴うエイコサノイド産生増加やレチノイド受容体活性化などが示唆されている．

● 日本人は欧米人に比べ，*PNPLA3* のマイナーアレル（G）保有率が高く，*PNPLA3* GG ホモ多型は日本人一般人口の約 20％に存在する[11]．日本人は NAFLD を発症しやすいと考えられている．

2) NAFLD 病態に関与するその他の遺伝子多型

● NAFLD 患者を対象とした近年の GWAS，エクソン領域関連解析（exome-wide association study：EWAS）によって，*PNPLA3* 以外にも複数の遺伝子多型が NAFLD の病態進展と関与していることが示されている（**表1**）．

● NAFLD 有病率には人種差が存在しており，非肥満 NAFLD はとくにアジアに多く，NAFLD 患者の 8〜25％に存在すると考えられている[12]．

● 非肥満 NAFLD の成因については環境因子，遺伝的素因などの関与が考えられている[13]．

a. *TM6SF2*

● 黒色人種，白色人種の NAFLD 患者を対象とした EWAS によって，*TM6SF2* 遺伝子多型（rs58542926，E167K）が NAFLD 発症，NAFLD 線維化進展に関与していることが示された[14]．日本人を対象とした研究では NAFLD 患者における *TM6SF2* 遺伝子多型の報告はないが，日本人に同遺伝子多型保有者が少ないためと考えられる．

● TM6SF2 は肝細胞からの超低比重リポ蛋白（very low density lipoprotein：VLDL）

分泌に関与しているため，E167K 多型では肝細胞内への TG 貯留・血中の TG 低下をきたす．そのため，E167K 多型保因者では NAFLD のリスクは高まるが，心血管イベントのリスクは約 40% 低下する[14]．

b. GCKR

●GCKR はグルコキナーゼの作用を阻害する働きがあり，若年発症糖尿病（maturity-onset diabetes of the young：MODY）の原因遺伝子として知られている．NAFLD で認められた GCKR 多型（rs1260326）は loss of function であり，脂肪酸酸化障害によって肝臓脂肪蓄積が増加する[15]．

c. MBOAT7

●MBOAT7 遺伝子多型（rs641738）は肝臓での MBOAT7 蛋白発現低下に関与しており，NAFLD 肝癌発症のリスク因子であることが報告されている[16]．

d. DYSF

●日本人の NAFLD 患者 936 人を対象とした GWAS によっても PNPLA3，GCKR の多型が NAFLD 関連の有意な遺伝子多型として見出された[17]．また同じ GWAS にて，日本人 NAFLD 肝癌発症に関連する遺伝子多型として DYSF（dysferlin）が見出された．DYSF は筋肉修復に関与する遺伝子であり，筋ジストロフィーの原因遺伝子として知られている．

e. PEMT

●PEMT はホスファチジルコリン生合成に関与している遺伝子であり，肝細胞からの VLDL 分泌において重要な役割を担っている．メタアナリシスでは PEMT rs7946 A（V175M）は東アジア人，とくに日本人で NAFLD 発症に関与することが報告されている[18]．

> これまでの研究から，NAFLD の病態進展には人種によらない共通の多型と，人種によって異なる多型が関与していることが示されている．

② 脂肪肝形成にかかわる脂質代謝

●脂肪肝で肝細胞に蓄積する脂質の大半は TG であり，肝細胞への脂肪酸流入および肝細胞内での TG 合成に伴う増加と，肝細胞内での酸化的分解および VLDL としての血中への放出に伴う減少のバランスにより，その蓄積量が規定される．

1）脂肪酸および TG 合成系

●肝細胞への脂肪酸の供給源は食物と脂肪組織に大別され，前者は小腸粘膜で産生されたカイロミクロンがアポリポ蛋白（Apo）C-II を介して活性化したリポ蛋白リパーゼ（lipoprotein lipase：LPL）で分解されることにより，後者は脂肪組織中の TG がホルモン感受性リパーゼ（hormone-sensitive lipase：HSL）で分解されることにより生じる．

●LPL で分解されずに残った TG は，カイロミクロンレムナントとして Apo E とレムナント受容体を介して肝細胞に取り込まれる．

1 NAFLDの定義と分類

2 NAFLDの疫学

3 NAFLDの病因・病態

4 NAFLDの検査所見

5 NAFLDの病理所見

6 NAFLDの治療

7 NAFLDの予後

● インスリン抵抗性の状態では，内臓脂肪組織での HSL による脂肪分解がインスリンで抑制されず増大するため，門脈血を介して大量の遊離脂肪酸（free fatty acid：FFA）が肝臓に流入する．

● 肝細胞での脂肪酸の *de novo* 合成は空腹時には抑制され，食事摂取で上昇するが，NAFLD 患者では空腹時の *de novo* 合成が抑制されず，脂肪肝形成に重要な役割を果たしている．

● 糖質，蛋白質，脂質はいずれもアセチル-CoA に変換されて脂肪酸合成の基質になるが，このアセチル-CoA からの脂肪酸合成には acetyl-CoA carboxylase（ACC），fatty acid synthase（FAS），stearoyl-CoA desaturase（SCD）-1 などの酵素反応が関与し（**図2**），その制御因子として SREBP-1c，liver X-activated receptor（LXR），carbohydrate response element binding protein（ChREBP）などの転写因子群が知られている．TG 合成の最終段階にかかわる diacylglycerol acyltransferase（DGAT）2 を阻害すると，肝細胞への脂肪蓄積は軽減するが肝細胞傷害はむしろ増悪することが示されており[19]，過栄養条件下での肝細胞における TG 合成は細胞保護作用の一環としてとらえることもできる．

memo adenosine monophosphate (AMP) activated protein kinase (AMPK)

AMPK はエネルギー低下に伴う細胞内 AMP 上昇で活性化し，SREBP-1c，ChREBP および ACC を抑制することで，脂肪酸の *de novo* 合成を低下させるとともに脂肪酸β酸化を促進する．糖尿病治療薬のビグアナイド薬（メトホルミン）やチアゾリジン薬（ピオグリタゾン）およびアディポネクチンは AMPK を活性化する．

2）肝細胞での脂肪酸酸化

● 脂肪酸は，肝細胞内でミトコンドリアやペルオキシソームでのβ酸化やミクロソームでのω酸化を受けて分解される．

● NAFLD 患者ではミトコンドリアでのβ酸化が亢進しているが，増加した脂肪酸を処理しきれない状況と考えられる．

● ミトコンドリアでのβ酸化の律速段階は carnitine palmitoyl transferase（CPT）-1 を介した脂肪酸のミトコンドリア内への転送であり，このシャトル反応にはカルニチンが必須とされる（**図2**）．長鎖脂肪酸由来のアシル-CoA はアシルカルニチンとして CPT-1 を介してミトコンドリアに取り込まれるが，中鎖脂肪酸はカルニチン非依存的にミトコンドリア内に移行する．

● 核内転写因子 peroxisome proliferator-activated receptor（PPAR）-α 活性化による CPT 活性上昇により，脂肪酸β酸化が亢進し，脂肪蓄積が改善する．

● ACC はアセチル-CoA からマロニル-CoA への変換を担う酵素であり，脂肪酸合成の律速酵素である．マロニル-CoA は脂肪酸β酸化の際に脂肪酸をミトコンドリア内に輸送する CPT の阻害作用を有している．ACC 活性阻害によりマロニル-CoA が低下すると，脂肪酸のミトコンドリア内への輸送が促進され，β酸化が亢進する．

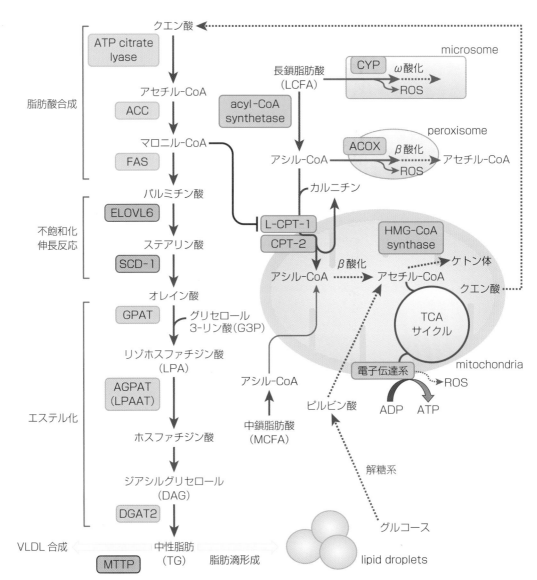

図 2　肝細胞での脂肪酸代謝と中性脂肪合成
ELOVL6：elongation of long chain fatty acids family member 6
GPAT：glycerol 3-phosphate acyltransferase
ROS：reactive oxygen species

3) 肝細胞からの TG の血中放出

● 肝細胞内の TG は Apo B-100，リン脂質，コレステロールとともに microsomal tri-glyceride transfer protein（MTTP）の作用で VLDL になり，血中に放出される．

● MTTP はインスリンにより抑制されるため，高インスリン血症では VLDL としての TG 放出が抑制される．

● NAFLD 症例では VLDL 産生の律速段階である Apo B-100 の合成が低下している．

3. 脂肪肝に伴う肝細胞傷害の機序

① 酸化ストレス

- 酸化ストレスとは，反応性や傷害性に富んだ活性酸素種（reactive oxygen species：ROS）の過剰産生やROS消去系の減弱に伴い，生体内の酸化系と抗酸化系の均衡が崩れて酸化優位に傾いた状態を示している．
- 肝細胞でのROSの主な産生部位はミトコンドリアであり，その他ミクロソーム，ペルオキシソームでも産生される．
- 肝への鉄の過剰蓄積もFenton反応などを介してROS産生の増大につながる．

> **memo 活性酸素種（ROS）とROS消去系（図3）**
>
> 代表的なROSとしては，スーパーオキシドアニオンラジカル（$\cdot O_2^-$），ヒドロキシルラジカル（$\cdot OH$），過酸化水素（H_2O_2）などが挙げられる．このうち，前二者は不対電子（$\cdot$）を有するフリーラジカルである．広義のROSには，ラジカル種であるヒドロペルオキシルラジカル（$HOO\cdot$），アルコキシルラジカル（$LO\cdot$），ペルオキシラジカル（$LOO\cdot$），一酸化窒素（NO）などと，非ラジカル種である脂質ヒドロペルオキシド（LOOH），ペルオキシナイトライト（$ONOO^-$）なども含まれる．一方，ROS消去系にはスーパーオキシドディスムターゼ（SOD），カタラーゼ，グルタチオンペルオキシダーゼ（GPx）などの酵素が関与し，生体内に存在する抗酸化物質としてはグルタチオン（還元型：GSH，酸化型：GSSG），ユビキチン，チオレドキシン，尿酸などがある．食品などから摂取される抗酸化物質は多数あり，代表的なものとしてビタミンE（トコフェロール），ビタミンC（アスコルビン酸），カロテノイド，フラボノイドなどが挙げられる．

1）ミトコンドリアの異常

- ミトコンドリアは，酸素を用いて効率的にエネルギーを供給する役割を担っている細胞内小器官であり，電子伝達系による酸化的リン酸化でアデノシン三リン酸（adenosine triphosphate：ATP）が産生されるが，その際にわずかな電子のリークを生じてROSが生成される．
- NAFLDでは，脂質異常によりFFAの過負荷のみならず，ミトコンドリア膜の脂質組成にも変化を生じている可能性が考えられている．コレステロールの過負荷によってミトコンドリア膜のコレステロール含量が増加すると，ミトコンドリアからのROS産生が亢進することが証明されている[20]．

2）ミクロソームおよびペルオキシソームの関与

- チトクロームP450（cytochrome P450：CYP）は細胞内で脂質系分子やアルコール・薬物の代謝に重要な役割を演じている．CYP2E1はアルコール代謝の主要分子の1つであるが，エタノール以外にもアセトアミノフェンなどの薬物に加え，長鎖脂肪酸の酸化に関与している．
- CYP2E1発現はFFAで増加することが示されており，NAFLDでもアルコール性肝障害と同様にCYP2E1発現が上昇しているとの報告がある．CYP2E1によるラジカル生成が肝細胞傷害の成因の1つに挙げられる．

1 NAFLDの定義と分類
2 NAFLDの疫学
3 NAFLDの病因・病態
4 NAFLDの検査所見
5 NAFLDの病理所見
6 NAFLDの治療
7 NAFLDの予後

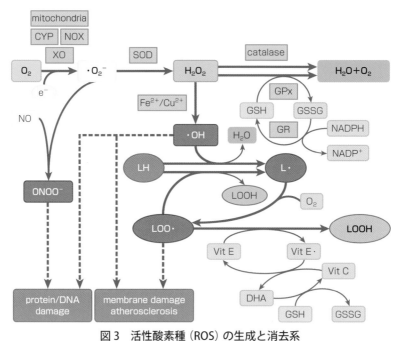

図3　活性酸素種（ROS）の生成と消去系

NOX：NADPH oxidase，GR：glutathione，Vit：vitamin

● ペルオキシソームでの β 酸化によって FFA がアセチル-CoA に代謝されるが，その過程で反応性の高いヒドロキシルラジカルが生成される．

● ペルオキシソームの β 酸化の律速酵素である acyl-CoA oxidase（ACOX）は，PPAR-α により発現レベルが正に調節されているが，NAFLD ではこれらの分子の発現が亢進していることが多い．

② 脂肪毒性

● NAFLD の病態形成に重要な因子として，FFA による脂肪毒性が挙げられる[21]．

● 脂肪組織におけるインスリン抵抗性は，本来インスリンが有する脂肪分解抑制作用を減弱させるため，血中 FFA 濃度が上昇するが，血中 FFA の過剰状態は筋組織や膵臓，肝臓などの異所性脂肪蓄積につながる．

● 筋組織に異所性に蓄積した TG は，アシルカルニチンや long-chain fatty acyl-CoA（LCFA-CoA），セラミド，ジアシルグリセロール（diacylglycerol：DAG）などの毒性を有する代謝産物を生じることにより，筋組織のインスリン抵抗性を惹起する．

● 肝臓では慢性的な FFA 過剰により糖新生が惹起され，高インスリン血症の一因となる．

● 飽和脂肪酸は Toll 様受容体（Toll-like receptor：TLR）を介して転写因子の NF-κB シグナルを活性化し，炎症を惹起する．

● 飽和脂肪酸のパルミチン酸は肝細胞内でオートファジーを抑制して小胞体ストレスや酸化ストレスを増大させ，c-Jun N 末端キナーゼ（c-Jun N-terminal kinase：JNK）活性化を介してインスリン抵抗性を形成するとともに，肝細胞アポトーシスを誘導する．

③ 腸内細菌叢の変化と自然免疫系

● 消化管内には，約100兆個の細菌が常在しており，その重量は約1.5kgに及ぶ．腸内細菌は1,000種類以上の菌種から構成されている．最近，この腸内細菌の遺伝子解析が進み，癌や代謝性疾患，免疫疾患などさまざまな疾患との関係が明らかとなってきている．

● 近年の腸内細菌研究の進歩により，メタボリックシンドロームを含む代謝性病態と腸内細菌の関連が脚光を浴びている．

● 肥満者では腸内細菌叢のバランスが異なっており，腸内細菌の菌体成分およびその代謝産物による自然免疫系の活性化や，腸内細菌の代謝産物によるホストの代謝機構調節などが肥満関連のさまざまな病態に関与していると考えられている[22]．

● NAFLDではアルコール性肝障害と同様に腸内細菌由来のエンドトキシン（LPS）の門脈血中への流入に伴う肝マクロファージの活性化が生じ，肝障害進展に寄与していることが想定されている（図4）．

● NAFLDでは小腸内細菌異常増殖（small intestinal bacterial overgrowth：SIBO）を生じているとの報告もあり，腸内細菌が産生するエタノールが腸管透過性亢進に寄与している可能性がある[23]．

● LPSはTLR4およびCD14により認識され，マクロファージを活性化させることにより炎症性サイトカイン産生，NADPH oxidaseを介したROS生成などを惹起して肝細胞傷害を生じる．

● TLRは細菌やウイルスなどの構成成分である病原体関連分子パターン（pathogen-associated molecular patterns：PAMPs）を認識するのみならず，障害を受けた細胞由来の変性したDNA，RNA，脂質系分子などのダメージ関連分子パターン（damage-associated molecular patterns：DAMPs）をリガンドとして活性化し，非感染性

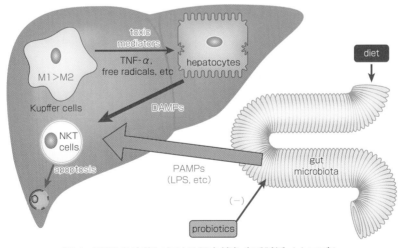

図4　NAFLD病態における肝自然免疫系賦活メカニズム

1 NAFLDの定義と分類
2 NAFLDの疫学
3 NAFLDの病因・病態
4 NAFLDの検査所見
5 NAFLDの病理所見
6 NAFLDの治療
7 NAFLDの予後

の炎症（sterile inflammation）を惹起する．

● NAFLD 患者はその病態進展に伴い腸内細菌叢が変化することが示唆されているが，一定の傾向は見出されておらず，肝病態進展に及ぼす影響についてもヒトではまだエビデンスがない[2]．

④ NAFLD 病態形成に関与するその他の要因

● 甲状腺機能低下は NAFLD 発症の原因となり，甲状腺機能低下の程度に伴って NAFLD の合併率が上昇する．甲状腺ホルモン受容体（thyroid hormone receptor：THR）には，THRα と THRβ の 2 種類が存在する．このうち THRβ は肝臓に多く発現しており，THRβ の刺激はコレステロール低下作用，脂肪蓄積抑制作用を有する．

● NAFLD では肝臓で CCL2/CCL5 を含むケモカインや，レクチンファミリーに属する糖結合蛋白質 galectin-3 が過剰に発現している．これらの分子は肝臓での炎症・線維化進展を促進する．

● NAFLD では肝細胞のアポトーシス亢進が病態進展を促進している．apoptosis signal-regulating kinase 1（ASK1）およびカスパーゼは肝細胞アポトーシスのキー分子である．

● C 型慢性肝炎は治療方法の発展により著効率が著しく上昇したが，ウイルス排除後に残存する脂肪肝は全死亡，肝発癌死亡の独立寄与因子である[24]．

● C 型肝炎ウイルス（hepatitis C virus：HCV）は肝細胞内のコレステロール生合成経路を利用してウイルス複製を行っている．direct-acting antivirals（DAA）製剤による HCV 排除は脂質代謝，なかでもコレステロール代謝に影響を及ぼし，著効例では血中総コレステロール値，LDL コレステロール値が上昇する[25]．一方，糖代謝は著効例で改善する．

■ 文　献

1) 日本消化器病学会，日本肝臓学会（編）．NAFLD/NASH 診療ガイドライン 2020（改訂第 2 版），南江堂，2020.

2) Angulo P. Nonalcoholic fatty liver disease. N Engl J Med 2002；346：1221-1231.

3) Imajo K, Fujita K, Yoneda M, et al. Hyperresponsivity to low-dose endotoxin during progression to nonalcoholic steatohepatitis is regulated by leptin-mediated signaling. Cell Metab 2012；16：44-54.

4) Ikejima K, Takei Y, Honda H, et al. Leptin receptor-mediated signaling regulates hepatic fibrogenesis and remodeling of extracellular matrix in the rat. Gastroenterology 2002；122：1399-1410.

5) Kamada Y, Tamura S, Kiso S, et al. Enhanced carbon tetrachloride-induced liver fibrosis in mice lacking adiponectin. Gastroenterology 2003；125：1796-1807.

6) Maher JJ, Leon P, Ryan JC. Beyond insulin resistance：Innate immunity in nonalcoholic steatohepatitis. Hepatology 2008；48：670-678.

7) Day CP, James OF. Steatohepatitis：a tale of two "hits"? Gastroenterology 1998；114：842-845.

8) Tilg H, Moschen AR. Evolution of inflammation in nonalcoholic fatty liver disease：the multiple parallel hits hypothesis. Hepatology 2010；52：1836-1846.

9) Romeo S, Kozlitina J, Xing C, et al. Genetic variation in PNPLA3 confers susceptibility to nonalcoholic fatty liver disease. Nat Genet 2008 ; 40 : 1461-1465.

10) Kawaguchi T, Sumida Y, Umemura A, et al. Genetic polymorphisms of the human PNPLA3 gene are strongly associated with severity of non-alcoholic fatty liver disease in Japanese. PLoS One 2012 ; 7 : e38322.

11) Nishioji K, Mochizuki N, Kobayashi M, et al. The impact of PNPLA3 rs738409 genetic polymorphism and weight gain ≥ 10 kg after age 20 on non-alcoholic fatty liver disease in non-obese Japanese individuals. PLoS One 2015 ; 10 : e0140427.

12) Fan JG, Kim SU, Wong VW. New trends on obesity and NAFLD in Asia. J Hepatol 2017 ; 67 : 862-873.

13) Younossi Z, Anstee QM, Marietti M, et al. Global burden of NAFLD and NASH : trends, predictions, risk factors and prevention. Nat Rev Gastroenterol Hepatol 2018 ; 15 : 11-20.

14) Dongiovanni P, Petta S, Maglio C, et al. Transmembrane 6 superfamily member 2 gene variant disentangles nonalcoholic steatohepatitis from cardiovascular disease. Hepatology 2015 ; 61 : 506-514.

15) Santoro N, Zhang CK, Zhao H, et al. Variant in the glucokinase regulatory protein (GCKR) gene is associated with fatty liver in obese children and adolescents. Hepatology 2012 ; 55 : 781-789.

16) Mancina RM, Dongiovanni P, Petta S, et al. The MBOAT7-TMC4 variant rs641738 increases risk of nonalcoholic fatty liver disease in individuals of European descent. Gastroenterology 2016 ; 150 : 1219-1230.e6.

17) Kawaguchi T, Shima T, Mizuno M, et al. Risk estimation model for nonalcoholic fatty liver disease in the Japanese using multiple genetic markers. PLoS One 2018 ; 13 : e0185490.

18) Tan HL, Mohamed R, Mohamed Z, et al. Phosphatidylethanolamine N-methyltransferase gene rs7946 polymorphism plays a role in risk of nonalcoholic fatty liver disease : evidence from meta-analysis. Pharmacogenet Genomics 2016 ; 26 : 88-95.

19) Yamaguchi K, Yang L, McCall S, et al. Inhibiting triglyceride synthesis improves hepatic steatosis but exacerbates liver damage and fibrosis in obese mice with nonalcoholic steatohepatitis. Hepatology 2007 ; 45 : 1366-1374.

20) Marí M, Caballero F, Colell A, et al. Mitochondrial free cholesterol loading sensitizes to TNF- and Fas-mediated steatohepatitis. Cell Metab 2006 ; 4 : 185-198.

21) Cusi K. Role of obesity and lipotoxicity in the development of nonalcoholic steatohepatitis : pathophysiology and clinical implications. Gastroenterology 2012 ; 142 : 711-725.e6.

22) Ley RE, Turnbaugh PJ, Klein S, et al. Microbial ecology : human gut microbes associated with obesity. Nature 2006 ; 444 : 1022-1023.

23) Miele L, Valenza V, La Torre G, et al. Increased intestinal permeability and tight junction alterations in nonalcoholic fatty liver disease. Hepatology 2009 ; 49 : 1877-1887.

24) Peleg N, Issachar A, Sneh Arbib O, et al. Liver steatosis is a major predictor of poor outcomes in chronic hepatitis C patients with sustained virological response. J Viral Hepat 2019 ; 26 : 1257-1265.

25) Meissner EG, Lee YJ, Osinusi A, et al. Effect of sofosbuvir and ribavirin treatment on peripheral and hepatic lipid metabolism in chronic hepatitis C virus, genotype 1-infected patients. Hepatology 2015 ; 61 : 790-801.

1 NAFLDの定義と分類

2 NAFLDの疫学

3 NAFLDの病因・病態

4 NAFLDの検査所見

5 NAFLDの病理所見

6 NAFLDの治療

7 NAFLDの予後

NAFLD の検査所見

● 診断の目的：NASH 診断の gold standard は肝生検による肝組織診断である[1~4]．とくに，生命予後を規定する因子として肝臓の線維化進行度が重要であるが，全例で肝組織診断を行うことは現実的でなく，いかに簡便かつ侵襲の少ない方法で線維化進行例を絞り込むことができるかが重要となる[3,4]．

1. 肝脂肪化診断に有用な画像検査

① 腹部エコー検査

● 肝脂肪量のスクリーニングには腹部エコー検査 B モードが推奨されている[1,2]．

● 肝腎コントラスト，脈管の不明瞭化，深部エコーの減衰，高輝度肝（bright liver）の4つの所見を用いることで脂肪沈着の評価が可能であるが，肝細胞にある程度の脂肪が蓄積しないと診断が困難であるため，軽度の脂肪肝（肝細胞全体の30％以下の脂肪蓄積）の診断は困難とされている[3]．

② VCTE

● VCTE（FibroScan®）に搭載されている CAP は，メタアナリシスにより肝脂肪定量に有用であることが示され，そのカットオフ値と診断能は脂肪化グレード S1（肝脂肪5~33％）以上で 248 dB/m（AUC 0.823），S2（肝脂肪 33~66％）以上で 268 dB/m（AUC 0.865），S3（肝脂肪 66％以上）で 280 dB/m（AUC 0.882）と報告されている（従来型の M プローブ）[5]．

● 最近では，XL プローブにより皮下脂肪が厚い症例や高度肥満者でも CAP の測定が可能となっており，プローブの的確な使用により診断能向上が見込まれる．

③ MR spectroscopy（MRS）

● MRI による肝脂肪定量は，これまで MR spectroscopy（MRS）を用いて評価されてきた[6]．MRS は肝脂肪量を正確に反映できるが，その測定法はやや煩雑であった．

● 最近では MRS を用いなくても MRI-PDFF により肝脂肪量の定量が測定可能となっている．

● MRS と MRI-PDFF はほぼ同等の肝脂肪定量の診断能を有していることが報告されており[7]，今後は簡便な MRI-PDFF を用いた肝脂肪定量が主流になると考えられる．

2. 肝線維化診断に有用な血液学的バイオマーカーおよびスコアリングシステム

① 肝線維化マーカー

● 肝線維化マーカーはこれまで血小板数，ヒアルロン酸，Ⅳ型コラーゲン 7S が有用と

されてきた.

- 近年，わが国では Mac-2 結合蛋白糖鎖修飾異性体（Mac-2 binding protein glycosylation isomer：M2BPGi）[8]，オートタキシン[9] など新規マーカーが保険適用となり，それぞれ線維化進行例診断への有用性が報告されている．高度線維化（肝線維化ステージ 3，4）例の診断能は M2BPGi が AUC 0.876，オートタキシンが AUC 0.75 であった．オートタキシンは性差が指摘されており，AUC は女性 0.78，男性 0.75 と，女性における診断能が高いことが報告されている．

② スコアリングシステム

- 線維化進行例を予測するスコアリングシステムのなかでは，FIB-4 index，NAFLD fibrosis score（NFS），AST to platelets ratio index（APRI），BARD score の報告が多い．
  - ▷ 既報のメタアナリシスの結果，高度線維化例の診断能は FIB-4 index と NFS が AUC 0.84 であり，APRI の 0.77，BARD score の 0.76 と比べ高値であった[10]．
  - ▷ そのため海外のガイドラインにおいても，高度肝線維化例の診断に FIB-4 index および NFS の使用が推奨されている（**表1**）[1,2]．
- FIB-4 index は AST，ALT，血小板数，年齢で計算できるため一般診療で評価可能であり，カットオフ値は肝線維化の低リスク群（<1.30），中リスク群（1.30〜2.66），高リスク群（≧2.67）と設定されている．
  - ▷ わが国の報告では，1.30 未満では高度線維化診断の陰性的中率は 99% である[11]．
  - ▷ FIB-4 index は計算式に年齢が含まれるため，年齢に応じて診断率が変わることが報告されている[12,13]．
- NFS は年齢，BMI，高血糖，血小板数，アルブミン，AST/ALT ratio で計算され，肝線維化の低リスク群（<−1.455），中リスク群（−1.455〜0.674），高リスク群（≧0.675）と設定されている．
- NAFLD 症例における FIB-4 index や NFS の高値は全身の発癌と関連があるとの報告もあり[14]，スコアリングシステムは今後さまざまな用途が期待される．

表1 肝線維化診断目的のスコアリングシステム

スコアリング	計算式
FIB-4 index	（年齢〈歳〉×AST〈IU/L〉）／（血小板数〈×10^9/L〉×$\sqrt{\text{ALT}\langle\text{IU/L}\rangle}$）
NFS	−1.675＋0.037×年齢〈歳〉＋0.094×BMI〈kg/m²〉＋1.13×耐糖能異常/糖尿病（あり＝1，なし＝0）＋0.99×AST／ALT−0.013×血小板数〈×10^9/L〉−0.66×アルブミン〈g/dL〉
APRI	｛（AST〈IU/L〉／AST 正常上限値〈IU/L〉）／血小板数〈×10^9/L〉｝×100
BARD score	scale 0〜4 BMI≧28kg/m²＝1 point AST／ALT≧0.8＝2 points 糖尿病＝1 point

（文献 1，2 より作成）

1 NAFLDの定義と分類
2 NAFLDの疫学
3 NAFLDの病因・病態
4 NAFLDの検査所見
5 NAFLDの病理所見
6 NAFLDの治療
7 NAFLDの予後

3. 肝線維化診断に有用な画像検査

● エコーや MRI を用いて肝弾性度を測定するエラストグラフィ（elastography）は低侵襲であり，高い診断能を有し肝生検の適応症例の絞り込みや経過観察に有用である．

● エコーでは測定原理により組織の歪みを表示する strain imaging と，外部からの加振によって生じた剪断波伝播速度を用いる shear wave imaging に大別される．strain imaging を代表するものとして real-time tissue elastography が存在し，shear wave imaging を代表とするものとして VCTE, acoustic radiation force impulse（ARFI）elastography（point shear wave elastography（pSWE）），shear wave elastography（SWE）が存在する．

● 肥満に関連する因子（BMI 30 kg/m^2 以上，ウエスト周囲径 102 cm 以上，体腔壁肥厚）は SWE, VCTE（M プローブ）の測定失敗や pSWE の信頼度の低下と相関が認められるなど，超音波エラストグラフィの共通の弱点とされるが[15]，VCTE は最近の XL プローブにより皮下脂肪が厚い患者や高度肥満者でも診断能向上が見込まれる．

● 既報のメタアナリシスにおいては，肝線維化ステージ 3 以上の AUC は VCTE（M プローブ），VCTE（XL プローブ），SWE, MRE ではそれぞれ 0.88, 0.85, 0.95, 0.96 と信頼度が高い結果であった．また肝硬変の診断能も VCTE（M プローブ），VCTE（XL プローブ），MRE ではそれぞれ 0.94, 0.91, 0.97 であった[16]．そのため海外のガイドラインにおいても，高度線維化例の診断に有用な画像診断として VCTE と MRE が推奨されている[1]．

● 既報のプールアナリシスにおいては，肝線維化ステージ 1 以上，2 以上，3 以上，4 を診断するカットオフ値として，VCTE はそれぞれ 6.2 kPa, 7.6 kPa, 8.8 kPa, 11.8 kPa とされ，MRE はそれぞれ 2.61 kPa, 2.97 kPa, 3.62 kPa, 4.69 kPa と報告されている（図 1）[17]．

4. 肝生検の適応症例

● 肝生検による肝組織評価は，定義からも NASH 診断の gold standard であり，現在までに発表されているガイドラインでも共通している[1,2,18]．しかし，実臨床で多くの NAFLD 症例に対して全例で肝生検診断を行うことは現実的でなく，繰り返しの評価も困難である．さらに肝生検には，費用，侵襲性（出血や疼痛などの合併症），サンプリングエラー，観察者間または観察者内の診断のばらつき（inter- and intra-observer variability）の問題点も存在する．

● ガイドラインが共通して提唱していることは，他の慢性肝疾患との鑑別が必要な場合と，肝線維化の進行が疑われる場合に，肝生検を施行すべきであるということである[1,2]．

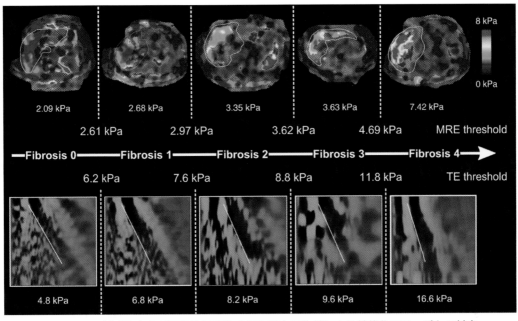

図1　MRE（上段）および VCTE（下段）の肝硬度と肝生検による線維化ステージとの対応
（文献 17 より許諾を得て転載）

5. 肥満・2 型糖尿病患者におけるスクリーニング

● 肥満や 2 型糖尿病は，心血管系イベントだけでなく，非代償性肝硬変や肝癌を含む肝疾患関連イベントのハイリスクグループである．しかも実臨床で経験する機会が多い疾患であるため，いかに効率よくスクリーニングを行うかが重要である．全症例をスクリーニングすることは推奨されておらず[1,2]，消化器科の専門医に紹介するタイミングが難しい疾患である．

● 海外のガイドラインの診断フローチャートでは，肥満や 2 型糖尿病に代表される代謝性のリスク因子を有する症例に，腹部エコー検査と血液検査で肝機能評価を行うことが提案されている．肝機能の異常が確認された場合は専門医を紹介する．肝機能が基準値内でも腹部エコー検査で脂肪肝が存在する場合は，FIB-4 index と NFS を含むスコアリングシステムで肝線維化を評価し，進行が疑われる場合は専門医を紹介することが提示されている[2]．

● 2020 年に発表された日本消化器病学会と日本肝臓学会が合同で作成した「NAFLD/NASH 診療ガイドライン 2020（改訂第 2 版）」[3] では，かかりつけ医での NAFLD 線維化進展の可能性がある症例の拾い上げ（一次スクリーニング）（図2）から，消化器病・肝臓専門医における肝線維化，肝癌リスク診断（二次スクリーニング）の 2 段階に分けたフローチャートが提示されている．とくに一次スクリーニングは，かかりつけ医が肥満や糖尿病を含むリスク要因を有する症例から NAFLD 線維化進展を漏れなく拾い上げる目的で作成されている．

1 NAFLDの定義と分類
2 NAFLDの疫学
3 NAFLDの病因・病態
4 NAFLDの検査所見
5 NAFLDの病理所見
6 NAFLDの治療
7 NAFLDの予後

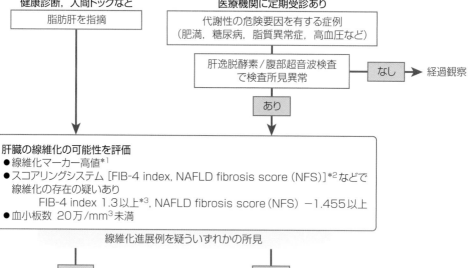

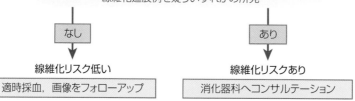

図2　肝線維化進展例の絞り込みフローチャート（1）

*1：ヒアルロン酸，Ⅳ型コラーゲン7S，M2BPGi，オートタキシンなど（保険適用考慮）

*2：FIB-4 index：（年齢×AST）/［血小板（×10^9/L）×$\sqrt{ALT}$］

　　　https://www.eapharma.co.jp/medicalexpert/product/livact/fib-4/calculator.html

　　　NFS：−1.675+0.037×年齢+0.094×BMI（kg/m^2）+1.13×IFG/diabetes（あり=1，なし=0）+

　　　0.99×AST/ALT−0.013×血小板（×10^9/L）−0.66×アルブミン（g/dL）

　　　https://nafldscore.com/

*3：アルコール性肝障害，高齢者の場合は線維化がなくてもFIB-4 indexは高値となりやすいので注意

（「日本消化器病学会，日本肝臓学会編：NAFLD/NASH診療ガイドライン2020（改訂第2版），p.xx，2020，南江堂」より許諾を得て転載）

■ 文　献 ⋯⋯⋯⋯⋯⋯⋯⋯⋯⋯⋯⋯⋯⋯⋯⋯⋯⋯⋯⋯⋯⋯⋯⋯⋯⋯⋯⋯⋯⋯⋯⋯

1) Chalasani N, Younossi Z, Lavine JE, et al. The diagnosis and management of nonalcoholic fatty liver disease：Practice guidance from the American Association for the Study of Liver Diseases. Hepatology 2018；67：328-357.

2) European Association for the Study of the Liver (EASL), European Association for the Study of Diabetes (EASD), European Association for the Study of Obesity (EASO). EASL-EASD-EASO Clinical Practice Guidelines for the management of non-alcoholic fatty liver disease. J Hepatol 2016；64：1388-1402.

3) 日本消化器病学会，日本肝臓学会（編）．NAFLD/NASH診療ガイドライン2020（改訂第2版），南江堂，2020．

4) 日本肝臓学会（編）．NASH・NAFLDの診療ガイド2015，文光堂，2015．

5) Karlas T, Petroff D, Sasso M, et al. Individual patient data meta-analysis of controlled attenuation

parameter (CAP) technology for assessing steatosis. J Hepatol 2017 ; 66 : 1022-1030.

6) Reeder SB, Cruite I, Hamilton G, et al. Quantitative assessment of liver fat with magnetic resonance imaging and spectroscopy. J Magn Reson Imaging 2011 ; 34 : 729-749.

7) Bannas P, Kramer H, Hernando D, et al. Quantitative magnetic resonance imaging of hepatic steatosis : Validation in ex vivo human livers. Hepatology 2015 ; 62 : 1444-1455.

8) Abe M, Miyake T, Kuno A, et al. Association between Wisteria floribunda agglutinin-positive Mac-2 binding protein and the fibrosis stage of non-alcoholic fatty liver disease. J Gastroenterol 2015 ; 50 : 776-784.

9) Fujimori N, Umemura T, Kimura T, et al. Serum autotaxin levels are correlated with hepatic fibrosis and ballooning in patients with non-alcoholic fatty liver disease. World J Gastroenterol 2018 ; 24 : 1239-1249.

10) Xiao G, Zhu S, Xiao X, et al. Comparison of laboratory tests, ultrasound, or magnetic resonance elastography to detect fibrosis in patients with nonalcoholic fatty liver disease : A meta-analysis. Hepatology 2017 ; 66 : 1486-1501.

11) Sumida Y, Yoneda M, Hyogo H, et al. Validation of the FIB4 index in a Japanese nonalcoholic fatty liver disease population. BMC Gastroenterol 2012 ; 12 : 2.

12) Ishiba H, Sumida Y, Tanaka S, et al. The novel cutoff points for the FIB4 index categorized by age increase the diagnostic accuracy in NAFLD : a multi-center study. J Gastroenterol 2018 ; 53 : 1216-1224.

13) McPherson S, Hardy T, Dufour JF, et al. Age as a confounding factor for the accurate non-invasive diagnosis of advanced NAFLD fibrosis. Am J Gastroenterol 2017 ; 112 : 740-751.

14) Kim GA, Lee HC, Choe J, et al. Association between non-alcoholic fatty liver disease and cancer incidence rate. J Hepatol 2018 ; 68 : 140-146.

15) Cassinotto C, Boursier J, de Lédinghen V, et al. Liver stiffness in nonalcoholic fatty liver disease : A comparison of supersonic shear imaging, FibroScan, and ARFI with liver biopsy. Hepatology 2016 ; 63 : 1817-1827.

16) Xiao G, Zhu S, Xiao X, et al. Comparison of laboratory tests, ultrasound, or magnetic resonance elastography to detect fibrosis in patients with nonalcoholic fatty liver disease : A meta-analysis. Hepatology 2017 ; 66 : 1486-1501.

17) Hsu C, Caussy C, Imajo K, et al. Magnetic resonance vs transient elastography analysis of patients with nonalcoholic fatty liver disease : A systematic review and pooled analysis of individual participants. Clin Gastroenterol Hepatol 2019 ; 17 : 630-637.e8.

18) Wong VW, Chan WK, Chitturi S, et al. Asia-Pacific Working Party on Non-alcoholic Fatty Liver Disease guidelines 2017-Part 1 : Definition, risk factors and assessment. J Gastroenterol Hepatol 2018 ; 33 : 70-85.

1 NAFLDの定義と分類

2 NAFLDの疫学

3 NAFLDの病因・病態

4 NAFLDの検査所見

5 NAFLDの病理所見

6 NAFLDの治療

7 NAFLDの予後

5 NAFLD の病理所見

1. はじめに

● NAFLD は NAFL（単純性脂肪肝 simple steatosis とも呼ぶ）と NASH に大別されるが，典型例は別として，しばしばどちらに診断してよいか苦慮する症例に遭遇する．NASH の成立機序として Day らが提唱した "two-hit theory" や Tilg らの multiple parallel hits hypothesis からすれば，当然このような境界の病理所見を呈する例が数多く存在する．

● すなわち，NAFLD は NAFL と NASH に大別されるが，Matteoni らは予後に重点を置いて病理所見から NAFLD をさらに細かく type 1〜4 に分類し，Brunt らは NASH の grade を 1〜3 に，stage を 1〜4 に分類した．

● 本章では，これらの診断をするうえでポイントとなる ballooning，マロリー・デンク体（Mallory-Denk body），脂肪化，線維化の所見の評価法を具体的に示し，診断基準の統一に寄与することを目的とした．

2. 病理所見

① ballooning の評価

● ballooning（肝細胞風船様変性）は，病理学的には，水腫変性，空胞変性，淡明化ともいわれる．肝細胞膨化の程度がどれぐらいあれば風船様変性とするのかという判断が問題となる．風船様変性は，代謝障害，炎症，循環障害による細胞の変性所見であり，軽度の変性から高度の変性まで連続的な変化がみられる．ballooning は NAFL か NASH かを鑑別する重要な所見であることから，ここでは高度の ballooning を評価する基準を図 1 に示す．

● さらに，ballooning 評価のフローチャートを図 2 に示す．

② マロリー・デンク体の評価

● マロリー・デンク体は，ユビキチン化された細胞骨格の 1 つである中間径フィラメント（intermediate filament：IF）の異常な凝集物（単なる凝集物ではない）からなる．ヘマトキシリン・エオジン（HE）染色で好酸性に染色される不整形（多くは芋虫様）の封入体で，アルコール性肝炎のみならず NASH，肝癌，原発性胆汁性胆管炎や長期胆汁うっ滞症例などに観察される．NASH では脂肪変性の部位，原発性胆汁性胆管炎では門脈域周囲にみられる．NASH では細胞質に存在する脂肪滴により IF や小胞体を含む細胞内小器官が圧排されて好酸性に染色され，一見マロリー・デンク体にみえるため，これを過大に評価しないことが重要である．具体的な評価基準を図 3 に示す．

1 NAFLDの定義と分類

2 NAFLDの疫学

3 NAFLDの病因・病態

4 NAFLDの検査所見

5 NAFLDの病理所見

6 NAFLDの治療

7 NAFLDの予後

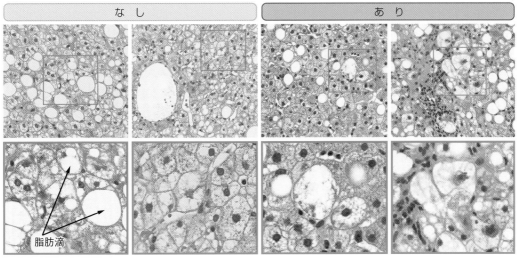

なし	あり

脂肪滴

主体は脂肪化であって，淡明化による腫大は目立たない

淡明化はあるが，全周性の丸みを帯びた変性はなく，粗な顆粒状変化は目立たない

丸みを帯びた腫大，淡明化，粗くて不均一な顆粒状変化を認める．少量の脂肪滴が含まれることもある

"なし"とする所見
・脂肪化に伴う所見が主体である
・細胞境界部で角張ったところがみられる
・細胞内に不規則・顆粒状凝集物がみられない
（脂肪化の部分は凝集物はみられない＝"なし"）

"あり"とする所見
・細胞の輪郭が丸みを帯びて腫大している
・淡明化
・不規則・顆粒状凝集物が認められる

図1　ballooning の評価：なし，少数，多数

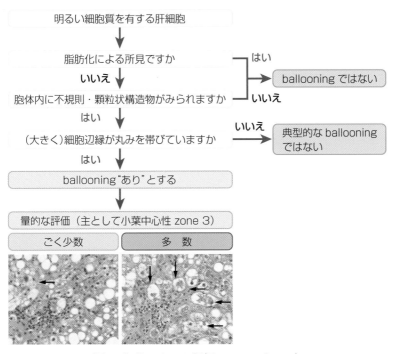

明るい細胞質を有する肝細胞

↓

脂肪化による所見ですか　―はい→ ballooningではない

いいえ↓

胞体内に不規則・顆粒状構造物がみられますか　―いいえ→

はい↓

（大きく）細胞辺縁が丸みを帯びていますか　―いいえ→ 典型的な ballooning ではない

はい↓

ballooning"あり"とする

↓

量的な評価（主として小葉中心性 zone 3）

ごく少数　　多数

図2　ballooning の評価：フローチャート

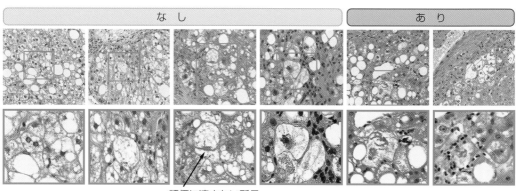

なし				あり	

評価に適さない所見
細胞膜直下に存在

"なし"とする所見
・粗な顆粒状変化のみのもの
・細胞内小器官が目立っているだけのもの
・細胞膜直下に存在するもの

"あり"とする所見
細胞質内に際立って存在する不整形好酸性構造物としてとらえられるもの

図3　マロリー・デンク体：なし，あり

③ 脂肪化の評価

● 肝細胞の5%以上に脂肪滴を認めれば脂肪肝と診断する．非飲酒者（1日飲酒量がエタノール換算で男性30g未満，女性20g未満）で，ウイルス性肝疾患や自己免疫性疾患などを除外できればNAFLDと診断される．

● 細胞内の脂肪滴の多くは大滴性であるが，小滴性脂肪変性も評価の対象とする．領域によって脂肪化の程度が異なるので，低拡大（×4）と中拡大（×10〜20）で総合的に判断する．代表的な%の所見を**図4**に示す．

④ 線維化の評価

● Masson trichrome，Elastica van Gieson（EVG），銀（Ag）染色などの特殊染色を行うことで線維化の評価がしやすくなるため，評価にあたっては，HE染色と特殊染色を併せて評価することが望まれる．染色にあたっては，膠原線維が適切に染め分けられていることを確認する．

● Brunt分類のstage 1〜4に相当する所見を**図5**に示す．stage 1はKleiner分類に従って，stage 1a，1b，1cにさらに分類される．

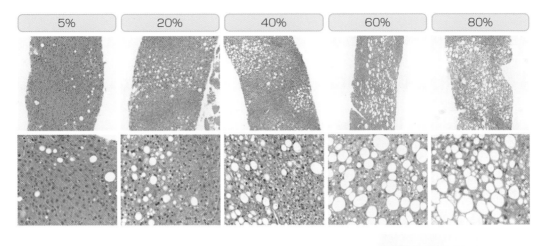

| 5% | 20% | 40% | 60% | 80% |

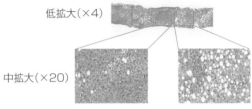

低拡大（×4）

＊脂肪化の分布は不均一なことが多い

中拡大（×20）

図4　脂肪化の評価：％を記載

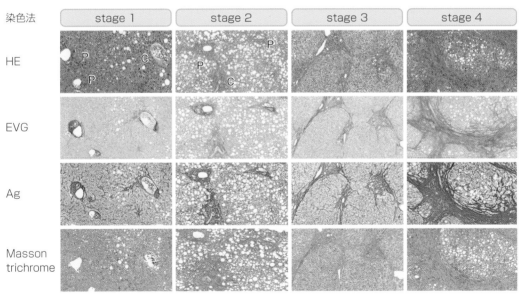

| 染色法 | stage 1 | stage 2 | stage 3 | stage 4 |

HE

EVG

Ag

Masson
trichrome

図5　線維化の評価：Brunt 分類（stage 1〜4）

P：portal tract，C：central vein

1 NAFLDの定義と分類

2 NAFLDの疫学

3 NAFLDの病因・病態

4 NAFLDの検査所見

5 NAFLDの病理所見

6 NAFLDの治療

7 NAFLDの予後

3. 所見の記載と総合評価

● NAFLD 評価の記載項目は**表 1** のとおりである．これまで述べてきた所見の評価に基づき，総合的に NASH か NAFL かを判断する．ballooning あり，lobular inflammation（小葉内炎症）1＋≦，fat（脂肪化）5％以上で NASH と診断する．

● NASH，NAFL の実際の評価例を**表 2** に示す．

● burned-out NASH が疑われる症例に関しては，（生活習慣病の有無，臨床所見，経過などを踏まえて）上記に準じた記載を心がける．小児に関しては，門脈域の炎症が目立つ，ballooning 所見が出にくい，Kleiner 分類における 1c パターンが多いなど，成人とは特徴が異なる例が多い．

● さらに，総合評価として，NAFLD activity score（NAS），Brunt 分類，Matteoni 分類を記載する．Brunt 分類，Matteoni 分類の代表的な所見を**図 6，7** に示す．

表 1　評価の記載

fat：○％
ballooning：なし，ごく少数，多数
Mallory-Denk body：なし，あり
lobular inflammation：一～3＋
portal inflammation*：none，mild，moderate
fibrosis：stage 0～4

*grading 評価の主たる項目ではないが，参考所見として記載する．

表 2　実際の評価例

● **NASH の場合**
　liver，needle biopsy
　　── steatohepatitis
　　　　fat：80％
　　　　ballooning：多数
　　　　Mallory-Denk body：あり
　　　　lobular inflammation：2＋
　　　　portal inflammation：moderate
　　　　fibrosis：stage 3

● **NAFL の場合**
　liver，needle biopsy
　　── steatosis
　　　　fat：60％
　　　　ballooning：なし
　　　　Mallory-Denk body：なし
　　　　lobular inflammation：一
　　　　portal inflammation：一
　　　　fibrosis：stage 0

参考：必要であれば，さらに下記を記載する．

NAS：○/8
Brunt 分類：grade 1～3，stage 1～4
Matteoni 分類：type 1～4
SAF score：steatosis S0～3，activity A0～4（ballooning：grade 0～2＋lobular inflammation：grade 0～2），fibrosis F0～4

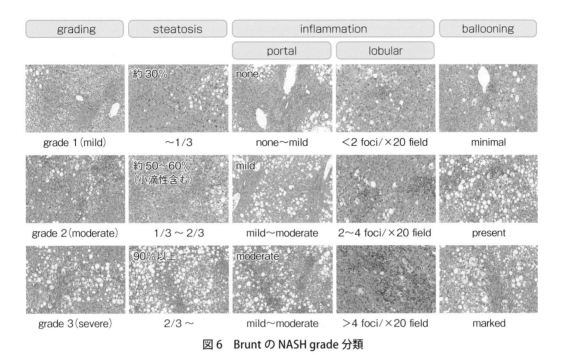

grading	steatosis	inflammation		ballooning
		portal	lobular	
grade 1（mild）	約30% 〜1/3	none none〜mild	<2 foci/×20 field	minimal
grade 2（moderate）	約50〜60% （小滴性含む） 1/3〜2/3	mild mild〜moderate	2〜4 foci/×20 field	present
grade 3（severe）	90%以上 2/3〜	moderate mild〜moderate	>4 foci/×20 field	marked

図6　Brunt の NASH grade 分類

type 1	type 2
fat alone	fat+inflammation
type 3	type 4
fat+ballooning	fat+fibrosis and/or Mallory-Denk body

図7　Matteoni 分類

1 NAFLDの定義と分類

2 NAFLDの疫学

3 NAFLDの病因・病態

4 NAFLDの検査所見

5 NAFLDの病理所見

6 NAFLDの治療

7 NAFLDの予後

4. 参考資料

● 総合評価として現在用いられることが多い NAS，Brunt 分類，Matteoni 分類を**表3 〜6**に，fatty liver inhibition of progression（FLIP）アルゴリズムを含めた各分類の相互関連を**図8**[5]に列挙する．

表3　NAFLD activity score（NAS）

factor	definition	score/code
脂肪化	<5%	0
	5〜33%	1
	33〜66%	2
	>66%	3
小葉内炎症	なし	0
	<2 ヵ所（対物 20 倍の視野）	1
	2〜4 ヵ所	2
	>4 ヵ所	3
ballooning 変性	なし	0
	少数	1
	多数	2

NAS は活動度の指標であり，診断を目的としたものではない． NAS 満点 8 点

（文献1より引用）

表4　Brunt の NASH grade/stage 分類

活動（grading）	steatosis	ballooning	lobular inflammation（×200 倍視野）	portal inflammation
grade 1（mild）	最大 66%	ときどき	2 ヵ所未満	なし〜軽度
grade 2（moderate）	5%以上	zone 3 に明らか	2〜4 ヵ所	軽度〜中等度
grade 3（severe）	66%以上	zone 3 に著明	5 ヵ所以上	軽度〜中等度
病期（staging）				
stage 0	線維化なし			
stage 1	小葉中心部の線維化			
stage 2	stage 1＋門脈域の線維化			
stage 3	bridging fibrosis			
stage 4	肝硬変			

（文献2，3より引用）

表5　Kleiner らによる Brunt 分類 stage 1 の細分類

stage 1	
stage 1a	小葉中心部の軽度の線維化
stage 1b	小葉中心部の中等度の線維化
stage 1c	門脈域/門脈域周囲の線維化のみ

Kleiner らは Brunt 分類 stage 1 をさらに 3 型に亜分類する案を提案している． （文献1〜3より引用）

1 NAFLDの定義と分類

2 NAFLDの疫学

3 NAFLDの病因・病態

4 NAFLDの検査所見

5 NAFLDの病理所見

6 NAFLDの治療

7 NAFLDの予後

表6　Matteoni 分類

type 1	脂肪沈着	NAFL
type 2	脂肪沈着＋小葉内炎症	NAFL
type 3	脂肪沈着＋肝細胞の風船様変性	NASH
type 4	脂肪沈着＋肝細胞の風船様変性＋マロリー・デンク体あるいは線維化	NASH

（文献4より引用）

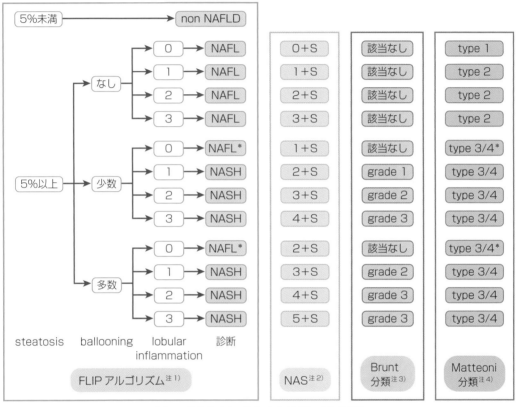

図8　診断に用いられる各分類の相互関連

注1：この相互関連表は，Bedossaらの論文（FLIPアルゴリズム：文献5）より引用した所見・診断の流れに分類・スコアとの比較を加えて作成した．

注2：表示したスコアに steatosis スコア（S）を加える．スコア1＝5〜33% steatosis；スコア2＝34〜66%；スコア3＝66%＜

注3：NAFLDには対応していない．記した grade は代表的なもので，各因子の重みに関する取り決めがないため，総合的に判断する．

注4：type 3/4 はマロリー・デンク体と線維化の有無で分類する．

*脂肪化と ballooning を認めるが炎症を認めない症例は，FLIPアルゴリズムでは NAFL，Matteoni 分類では type 3/4（NASH）と分類されることになるが，このような症例はきわめてまれで，例外的である．

5. まとめ

● NASH の最終診断は病理診断とはいえ，問題点も多く残されている．診断基準の統一により，病理所見とその総合評価に基づく分類が，病態や予後の差を反映し，臨床の場でその症例のフォローアップや治療方針を決定する指標となることが期待される．

● 本章は，日本肝臓学会 NASH 診断 WG，同病理医協議会における検討をもとに作成された．

■ 文 献

1) Kleiner DE, Brunt EM, Van Natta M, et al. Design and validation of a histological scoring system for nonalcoholic fatty liver disease. Hepatology 2005；41：1313-1321.

2) Brunt EM, Janney CG, Di Bisceglie AM, et al. Nonalcoholic steatohepatitis：a proposal for grading and staging the histological lesions. Am J Gastroenterol 1999；94：2467-2474.

3) Brunt EM, Kleiner DE. Pathology of NAFLD. In：Non-Alcoholic Fatty Liver Disease：A Practical Guide, Wiley-Blackwell, 2013, pp27-36.

4) Matteoni CA, Younossi ZM, Gramlich T, et al. Nonalcoholic fatty liver disease：a spectrum of clinical and pathological severity. Gastroenterology 1999；116：1413-1419.

5) Bedossa P, Poitou C, Veyrie N, et al. Histopathological algorism and scoring system for evaluation of liver lesions in morbidly obese patients. Hepatology 2012；56：1751-1759.

6) Ludwig J, Viggiano TR, McGill DB, et al. Nonalcoholic steatohepatitis：Mayo Clinic experiences with a hitherto unnamed disease. Mayo Clin Proc 1980；55：434-438.

7) Okanoue T, Ohta M, Ou O, et al. Relationship of Mallory bodies to intermediate filaments in hepatocytes. A scanning electron microscopy study. Lab Invest 1985；53：534-540.

8) Younossi ZM, Gramlich T, Liu YC, et al. Nonalcoholic fatty liver disease：assessment of variability in pathologic interpretations. Mod Pathol 1998；11：560-565.

9) Fukusato T, Fukushima J, Shiga J, et al. Interobserver variation in the histopathological assessment of nonalcoholic steatohepatitis. Hepatol Res 2005；33：122-127.

10) Schwimmer JB, Behling C, Newbury R, et al. Histopathology of pediatric nonalcoholic fatty liver disease. Hepatology 2005；42：641-649.

11) 岡上　武，西原利治，小野正文，他．日本肝臓学会コンセンサス神戸 2009：NASH の診断と治療．肝臓 2009；50：741-747.

12) Brunt EM, Kleiner DE, Wilson LA, et al. Portal chronic inflammation in nonalcoholic fatty liver disease（NAFLD）：a histologic marker of advanced NAFLD-Clinicopathologic correlations from the nonalcoholic steatohepatitis clinical research network. Hepatology 2009；49：809-820.

13) Ratziu V, Bellentani S, Cortez-Pinto H, et al. A position statement on NAFLD/NASH based on the EASL 2009 special conference. J Hepatol 2010；53：372-384.

14) Brunt EM, Kleiner DE, Wilson LA, et al. Nonalcoholic fatty liver disease（NAFLD）activity score and the histopathologic diagnosis in NAFLD：distinct clinicopathologic meanings. Hepatology 2011；53：810-820.

15) 高後　裕，竹井謙之，堤　幹宏，他．アルコール性肝障害診断基準 2011 年版．旭川：アルコール医学生物学研究会，2011.

16) Younossi ZM, Stepanova M, Rafiq N, et al. Pathologic criteria for nonalcoholic steatohepatitis：interprotocol agreement and ability to predict liver-related mortality. Hepatology 2011；53：1874-1882.

17） Weng H, Li H, Dooley S. Inflammation does not always kill hepatocytes during liver damage. Hepatology 2011 ; 54 : 366 ; author reply 367.

18） Angulo P. Diagnosing steatohepatitis and predicting liver-related mortality in patients with NAFLD : two distinct concepts. Hepatology 2011 ; 53 : 1792-1794.

19） Sanyal AJ, Brunt EM, Kleiner DE, et al. Endpoints and clinical trial design for nonalcoholic steato-hepatitis. Hepatology 2011 ; 54 : 344-353.

20） Chalasani N, Younossi Z, Lavine JE, et al. The diagnosis and management of non-alcoholic fatty liver disease : practice Guideline by the American Association for the Study of Liver Diseases, American College of Gastroenterology, and the American Gastroenterological Association. Hepatology 2012 ; 55 : 2005-2023.

21） Bedossa P, FLIP Pathology Consortium. Utility and appropriateness of the fatty liver inhibition of progression (FLIP) algorithm and steatosis, activity, and fibrosis (SAF) score in the evaluation of biopsies of nonalcoholic fatty liver disease. Hepatology 2014 ; 60 : 565-575.

22） Hashimoto E, Tokushige K, Ludwig J. Diagnosis and classification of non-alcoholic fatty liver dis-ease and non-alcoholic steatohepatitis : Current concepts and remaining challenges. Hepatol Res 2015 ; 45 : 20-28.

23） 橋本悦子，谷合麻紀子．NAFLD/NASH の疾患概念の変遷 問われる NASH 診断の意義．肝臓 2018 ; 50 : 83-91.

24） 日本消化器病学会，日本肝臓学会（編）．NAFLD/NASH 診療ガイドライン 2020（改訂第 2 版），南江堂，2020.

1 NAFLDの定義と分類

2 NAFLDの疫学

3 NAFLDの病因・病態

4 NAFLDの検査所見

5 NAFLDの病理所見

6 NAFLDの治療

7 NAFLDの予後

6 NAFLD の治療

1. はじめに

● NAFLD の治療は，メタボリックシンドロームの制御と肝線維化の進展予防が主眼となる．

● NASH は肝硬変への進展や肝発癌のリスクにもなるので，積極的に介入を行う．

● NAFLD に対する治療の原則は，食事療法，運動療法などの生活習慣の改善により，NAFLD に合併している肥満，糖尿病，脂質異常症，高血圧を是正することである．

● 生活習慣への介入や減量による治療法が試みられ，その有効性が報告されている．

● 現時点では，NASH・NAFLD に対してわが国において保険適用を有する薬剤は存在しない．

2. NAFLD の治療方針

● 「NAFLD/NASH 診療ガイドライン 2020（改訂第 2 版）」[1]の治療指針を**図 1**に示す．

● 肝生検を施行していないが非侵襲的線維化評価にて線維化が疑われる NAFLD は，NASH の可能性を検討し治療する．

● NAFLD は肥満，糖尿病，脂質異常症，高血圧などのメタボリックシンドロームと関連する合併症を伴うことが多い．これらの合併症が存在する場合には，合併症と NAFLD の薬物治療を並行して行う．

● NAFL の治療は食事療法や運動療法などの日常生活の是正を第一とする．

● NASH の肥満症例では食事療法と運動療法により減量を図り，効果不十分の場合は外科療法も考慮する．

● 脂質異常症，糖尿病，高血圧の治療薬のなかには NASH に対して有効性が示唆されるものがあり，これら生活習慣病を合併する場合には積極的に薬物療法を考慮する．

3. 食事療法・運動療法

● NAFLD の多くは，内臓脂肪蓄積とそれに伴うインスリン抵抗性が発症や病態の進展に関与している．

● 内臓脂肪蓄積を認める症例ではとくに積極的な食事療法と運動療法を行う．

（1）体重減少は NASH・NAFLD の肝機能および組織像改善に有効である．
（2）低カロリー食が有効で，炭水化物のエネルギー比率は 50〜60％とし，脂質のエネルギー比率は 20〜25％に制限する（**表 1**）．

● 脂質は飽和脂肪酸の摂取を抑える．

● 精製された糖類，果糖は控えめにし，穀類などからの炭水化物の摂取を勧める．

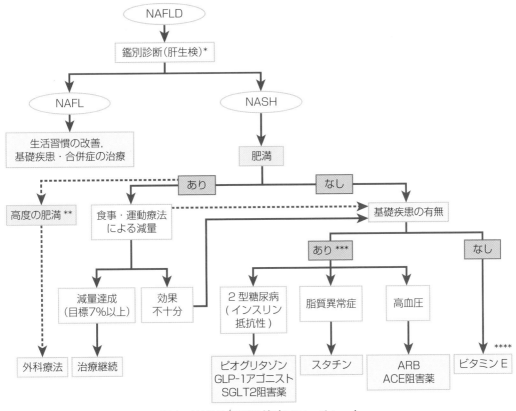

図1 NAFLD/NASH 治療フローチャート

* ：肝生検を施行していないが線維化が疑われる NAFLD は NASH の可能性を検討し治療する

** ：保険適用は，①6ヵ月以上の内科的治療が行われているにもかかわらず BMI 35kg/m² 以上であること，
②糖尿病，高血圧，脂質異常症，睡眠時無呼吸症候群のうち1つ以上を有していることと定められている

*** ：基礎疾患それぞれに適応の薬剤にビタミン E を適宜追加する

**** ：本邦では NAFLD/NASH 治療として保険適用になっていない

注 ：各段階において各々の基礎疾患に準じた治療を適宜追加する

（「日本消化器病学会，日本肝臓学会編：NAFLD/NASH 診療ガイドライン 2020（改訂第2版），p.xviii，2020，南江堂」より許諾を得て転載）

表1 食事療法の基本

- 一般に，標準体重あたり 30 kcal/kg/日程度の低カロリー食が処方される．超低カロリー食の報告もみられるが，推奨できない．
- 炭水化物のエネルギー比率は 50～60% が妥当であるが，病態に応じて増減を考慮する．極端な炭水化物制限食の報告もみられるが，推奨できない．
- 脂質はエネルギー比率 20～25% に制限する．

1 NAFLDの定義と分類
2 NAFLDの疫学
3 NAFLDの病因・病態
4 NAFLDの検査所見
5 NAFLDの病理所見
6 NAFLDの治療
7 NAFLDの予後

● 肥満を合併した NAFLD を対象に，30〜60 分，週 3〜4 回の有酸素運動を 4〜12 週間継続することで，体重減少を伴わなくても肝脂肪化が改善することが示されている．

● 有酸素運動とレジスタンス運動を比較したメタアナリシスでは，レジスタンス運動はエネルギー消費量が有酸素運動より低いにもかかわらず，NAFLD 患者の肝脂肪化を有酸素運動と同様に改善することが報告されている．

4. 薬物療法

> (1) NASH の薬物療法について，多くの臨床研究が進められエビデンスが集積されつつあるが，肝硬変や肝癌への進展抑制，脳心血管イベント減少，死亡率の低減などに関してエビデンスが乏しく，評価が定まったものはない．
> (2) 現時点では NASH に対する薬物療法は確立していないが，糖尿病，脂質異常症，高血圧など合併症の治療薬のなかには NASH に対して有効性が示唆されているものがあり，これらの合併症と NAFLD の薬物療法を並行して行う（図1）[1]．

① 糖尿病治療薬

1) チアゾリジン薬

● チアゾリジン薬は PPAR-γ を活性化し，脂肪細胞の PPAR 受容体に作用することで肥大化した脂肪細胞を小型の脂肪細胞に分化させ，インスリン抵抗性を改善する．

● 脂肪細胞への脂肪酸の流入を増大させることにより，肝臓への脂肪酸の流入を相対的に減少させ，インスリン抵抗性を改善する．

● 欧米を中心にピオグリタゾンとロシグリタゾンの大規模臨床試験が実施されてきたが，ロシグリタゾンは副作用から欧米でも販売中止や使用制限が設けられ，わが国では発売されていない．

● ピオグリタゾンは，比較的短期間の投与で糖尿病の有無にかかわらず NASH の ALT 値を有意に低下させ，肝組織所見を改善させる（図 2，3）[2,3]．インスリン抵抗性を合併する NASH 症例への投与は推奨される．

● ランダム化試験の成績は最大でも 96 週間の治療効果であり，肝硬変の進展予防や生命予後改善効果などは未だ不明である．

● ピオグリタゾンの長期投与による副作用として，体重増加，心不全，骨折のリスクに注意を払う必要がある．

● 現在，ピオグリタゾンの保険適用は 2 型糖尿病に限られている．

2) SGLT2 阻害薬

● sodium glucose cotransporter 2（SGLT2）阻害薬は，近年になって糖尿病患者に対して広く使われている．

● SGLT2 阻害薬は近位尿細管でのグルコースの再吸収を阻害することによってインスリン非依存性に血糖を低下させるとともに，エネルギーを尿から体外に糖の形で放出することで体重減少作用が期待される．

a　alanine aminotransferase

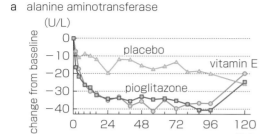

b　aspartate aminotransferase

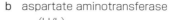
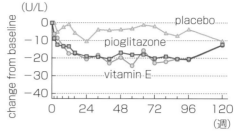

c　insulin resistance

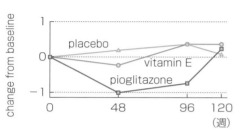

d　weight

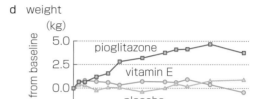

図2　ピオグリタゾンとビタミンEの96週間投与によるNASH患者の各種検査値に対する効果
（文献2より引用改変）

a　inflammation

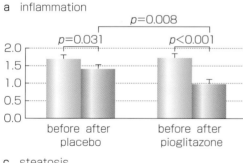

b　ballooning necrosis

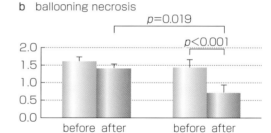

c　steatosis

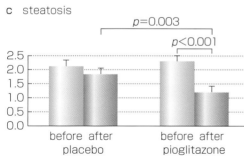

d　fibrosis

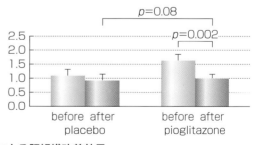

図3　ピオグリタゾンによる肝組織改善効果
（文献3より引用改変）

1 NAFLDの定義と分類

2 NAFLDの疫学

3 NAFLDの病因・病態

4 NAFLDの検査所見

5 NAFLDの病理所見

6 NAFLDの治療

7 NAFLDの予後

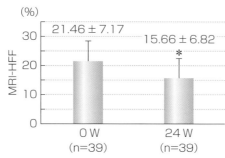

図4 SGLT2阻害薬（ルセオグリフロジン）のNAFLDに対する効果
平均±標準偏差，対応のある t 検定．＊p＜0.001 vs 0 W
MRI-HFF：MRIを用いて定量した肝内脂肪含有量（hepatic fat fraction：HFF）
（文献4より引用改変）

- 当初は，臨床治験を含めた糖尿病患者に対するSGLT2阻害薬を投与した際の血液生化学検査データを retrospective に解析して，NASH・NAFLDとの診断は得ていないが血液生化学的に肝機能障害のあった糖尿病患者が，SGLT2阻害薬の投与によって肝機能が改善したことが明らかにされた．

- 近年になって prospective open-label single-arm study が報告され，種々のSGLT2阻害薬の投与によって肝脂肪化および血液生化学検査値が改善し（**図4**）[4]，肝組織においても少数例の pilot study ではあるが一部の例で線維化やNASの改善が認められ[5]，SGLT2阻害薬のNASH・NAFLDに対する効果が期待されている．

- SGLT2阻害薬によるNASH・NAFLDに対する効果の報告は比較的短期間の検討ばかりで，長期的な肝組織に対するSGLT2阻害薬の効果は不明である．

3）GLP-1 受容体作動薬

- 糖尿病治療薬である glucagon-like peptide-1（GLP-1）受容体作動薬は胃などの上部消化管運動を抑制する作用があり，食物の胃排泄能を遅延させて満腹感を与えることにより，糖尿病患者において体重を減少させることが確認されており，NASH・NAFLDへの治療応用が試みられている．

- GLP-1受容体作動薬であるリラグルチドによる医師主導型のランダム化試験（LEAN study）で，血液生化学的および肝組織学的有用性が示された[6]．

- 現在ではリラグルチドの長期作動型薬剤であるセマグルチドによるグローバル臨床治験が進行中である．

4）ビグアナイド薬（メトホルミン）

- メトホルミンは肝細胞における AMPK を活性化する．

- 活性化された AMPK は ACC 活性を阻害することにより脂肪酸合成を抑制するほかに，脂肪酸合成を制御する転写因子 SREBP-1c の発現を抑制する．また，脂肪酸の β

酸化を促進することで肝の脂肪蓄積を抑制すると考えられている.

●ランダム化試験では6ヵ月間の食事制限およびメトホルミンの併用はALT値, インスリン抵抗性の改善に有用であったが, 肝の組織学的な改善をもたらさなかった.

●これまでに施行された臨床試験はいずれもサンプルサイズが小さく, 観察期間, エンドポイントが異なり, エビデンスに乏しい.

●メトホルミンの投与はNASH・NAFLDに対する特異的な治療としての有効性は期待できない.

② 脂質異常症治療薬

1) スタチン系薬剤 (HMG-CoA 還元酵素阻害薬)

●スタチン系薬剤のNASHに対する効果を検討したランダム化試験では, 血液生化学検査値の改善が示され, 組織学的にも17例中13例でNASが改善している.

●2015年の大規模なコホート研究で, スタチン系薬剤がNASH患者の血液生化学検査値と肝組織を改善したと報告されている[7].

●脂質異常症を伴うNASHではスタチン系薬剤の使用が提案されている.

●高いエビデンスレベルの構築のためには, 肝組織の改善をエンドポイントとした大規模なランダム化試験が必要である.

2) フィブラート系薬剤

●選択的PPAR-αモジュレーター (selective PPAR-α modulator：SPPARMα) であるペマフィブラートが, 近年脂質異常症患者に投与可能となった. ペマフィブラートは, これまでのフェノフィブラート系薬剤と作用機序は同じであるものの, 既存の薬剤とは異なり選択的にPPAR-α受容体に結合した後, リガンド特異的なPPAR-α受容体の立体構造変化をもたらし, 立体構造変化によって主に肝臓の脂質代謝にかかわる遺伝子群の発現を選択的に調節することで脂質代謝を改善する.

●ペマフィブラートは臨床治験のデータで肝障害を合併した脂質異常症患者の血清ALTとγ-GTPを改善させており, NASH・NAFLDに対しても効果が期待できる.

3) エゼチミブ

●コレステロール吸収阻害薬であるエゼチミブは3編のコホート研究があり, 血液生化学検査値および組織学的に改善が認められていた.

●2014年と2015年に1編ずつのランダム化試験が公表され, 1編は血液生化学検査値に変化はないがエゼチミブ投与によって肝線維化が改善することを示している. しかし, 他の報告では血液生化学検査値, 肝組織ともに改善しないとされ, 結論に至っていない.

1 NAFLDの定義と分類
2 NAFLDの疫学
3 NAFLDの病因・病態
4 NAFLDの検査所見
5 NAFLDの病理所見
6 NAFLDの治療
7 NAFLDの予後

③ 降圧薬

1）アンジオテンシンⅡ受容体拮抗薬（ARB），ACE 阻害薬

- 肝星細胞にはアンジオテンシンⅡ1 型受容体があり，アンジオテンシンⅡが結合することで星細胞が活性化し，細胞外マトリックス産生増加や酸化ストレス増大を介して肝臓の炎症，線維化の進展に関与する．このためアンジオテンシンⅡ受容体拮抗薬（ARB）が NASH 患者の肝臓の炎症，線維化を抑制することが期待される．

- ロサルタンが軽度の高血圧症を合併した NASH 患者の ALT 値と肝組織所見を改善することが少数例の pilot study で示され（**図 5**）[8]，ロサルタンとテルミサルタンによるランダム化試験が報告されており，どちらの ARB の投与によっても血液生化学検査値だけではなく肝組織学的にも改善することが示された．

- アンジオテンシン変換酵素（ACE）阻害薬であるエナラプリルを対象とした cross-sectional study では，エナラプリル投与患者において NASH の肝線維化が抑制されていることが示され，さらに大規模な cross-sectional study が 2014 年，2016 年に公表されて，ARB か ACE 阻害薬を投与されている NASH 患者の肝線維化が抑制されていることが明らかにされた[9]．

- NASH 患者の多くが高血圧を合併することが報告されており，高血圧合併 NASH では ARB または ACE 阻害薬の投与が推奨される．

④ 抗酸化療法

1）ビタミンE

- ビタミンEは，フリーラジカルに対して拮抗的に作用し，脂質の連鎖的酸化を阻止することにより NASH の進展を防ぐと考えられている．

- ビタミンEの成人 NASH 患者に対する最初の case control study はわが国でなされ，

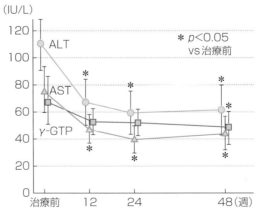

図 5　ARB の NASH 患者の血液生化学検査値に対する効果
（文献 8 より引用改変）

血液生化学検査値のみならず肝組織も改善することが示された[10].

● 海外における多施設大規模ランダム化試験では糖尿病を合併しない NASH 患者においてビタミン E（800 IU/日）投与群は肝酵素値，肝組織ともにプラセボ群に比して有意に改善を認めた（**図 2**）．また，直接比較ではないものの，ビタミン E はピオグリタゾンよりも NASH に対して有効であると考察されている[4].

● 2015 年のメタアナリシスでも血液生化学検査値および肝組織の両者で改善効果があることが確認された[11].

● 長期投与ではビタミン E の過剰症として骨粗鬆症のリスク増加などに注意する．

● ビタミン E は NASH・NAFLD に対する保険適用はない．

2）ペントキシフィリン

● 抗酸化作用と抗 TNF-α 作用を有するペントキシフィリンの NASH・NAFLD に対する効果の検討が海外で多くなされており，血液生化学検査値および肝組織におけるペントキシフィリンの NASH に対する有効性が示唆されている．

● ペントキシフィリンは脳卒中後遺症の薬剤としてわが国でも長い間処方されていたが，薬剤効果の見直しによって脳卒中後遺症に対する改善効果がプラセボと差がないことが確認されて，1999 年に日本では販売中止になっており，使用できない．

3）ベタイン

● コリン誘導体であるベタインは，NASH の ALT 値低下と肝組織所見の改善をもたらす可能性があるが，これまでの臨床研究ではベタイン単独投与での NASH に対する効果は認められておらず，使用は推奨されない．

4）瀉血療法

● NAFLD においては全身性の炎症と鉄負荷がともに血清フェリチン値増加に寄与していることが想定されている．

● 瀉血施行群（64 例）と非施行群を比較した case control study では，瀉血によりインスリン抵抗性が改善すると報告されている．

● 一方，NAFLD の 74 例を対象としたランダム化試験では，瀉血療法は肝臓の脂肪蓄積，インスリン抵抗性，トランスアミナーゼを改善せず，瀉血療法が NASH・NAFLD において有効かどうかは明らかでない．

⑤ 肝臓用薬

1）ウルソデオキシコール酸

● ウルソデオキシコール酸（ursodeoxycholic acid：UDCA）は，活性酸素の産生の抑制，肝細胞のグルタチオン合成酵素の発現促進を介して酸化ストレスなどから肝細胞を保護する作用があると考えられている．

● これまでに施行されたランダム化試験の結果では常用量の UDCA の使用はプラセボ

1 NAFLD の定義と分類

2 NAFLD の疫学

3 NAFLD の病因・病態

4 NAFLD の検査所見

5 NAFLD の病理所見

6 NAFLD の治療

7 NAFLD の予後

群に比して肝機能，肝組織いずれも改善を認めなかった.

● 高用量の UDCA（25〜35 mg/kg）が肝機能，肝線維化改善に有用である可能性が示唆されているが，わが国では高用量の UDCA は保険適用となっていない.

2) 強力ネオミノファーゲンシー®

● 強力ネオミノファーゲンシー®（SNMC）の作用機序は抗炎症作用が主なものであるとされており，肝細胞アポトーシスの抑制作用，細胞膜保護作用，抗酸化ストレス作用などが知られている.

● これまでの臨床研究では SNMC の NASH・NAFLD に対する有効性は明らかにされていない.

⑥ 現在開発中の薬剤

● 現在多くの NASH に対する薬剤が開発中でグローバルな臨床治験が進行中であるが，薬剤として臨床の現場で使用できるまでには至っていない.

5. 外科療法

① 腹腔鏡下スリーブ状胃切除術，腹腔鏡下胃バイパス術

● 肥満関連健康障害を有する高度肥満（BMI≧35 kg/m²）に対して，胃バイパス術，腹腔鏡下スリーブ状胃切除術，腹腔鏡下胃バンディング術などの外科療法が行われることがある.

● わが国で保険適用となっているのは腹腔鏡下スリーブ状胃切除術であり，保険診療で本手術を行う際の適応基準は，①6ヵ月以上の内科療法が行われているにもかかわらず BMI 35 kg/m² 以上であること，②糖尿病，高血圧，脂質異常症，睡眠時無呼吸症候群のうち1つ以上を有していることと定められている.

● 減量手術によって明らかに NASH 患者における肝組織病変が改善するが，わが国では高度肥満の NASH・NAFLD に対する減量手術が確立されておらず，その推奨度は判定できない.

● また，肝予備能が低下している肝硬変患者に対しては減量手術を行えない.

② 肝移植

● NASH 進行肝不全に対して肝移植は有効であるといえる.

● NASH 進行肝不全に対する肝移植は増加しているが，2018 年の報告では NASH 患者の肝移植は C 型肝炎やアルコール性肝硬変患者の肝移植よりも予後が悪いとされている[12].

■ 文　献

1) 日本消化器病学会，日本肝臓学会（編）．NAFLD/NASH 診療ガイドライン 2020（改訂第 2 版），南江堂，2020.

2) Sanyal AJ, Chalasani N, KowdLey KV, et al. Pioglitazone, vitamin E, or placebo for nonalcoholic steatohepatitis. N Engl J Med 2010；362：1675-1685.

3) Belfort R, Harrison SA, Brown K et al. A placebo-controlled trial of pioglitazone in subjects with nonalcoholic steatohepatitis. N Engl J Med 2006；355：2297-2307.

4) Sumida Y, Murotani K, Saito M, et al. Effect of luseogliflozin on hepatic fat content in type 2 diabetes patients with non-alcoholic fatty liver disease：A prospective, single-arm trial（LEAD trial）. Hepatol Res 2019；49：64-71.

5) Akuta N, Watanabe C, Kawamura Y, et al：Effects of a sodium-glucose cotransporter 2 inhibitor in nonalcoholic fatty liver disease complicated by diabetes mellitus：Preliminary prospective study based on serial liver biopsies. Hepatol Commun 2017；1：46-52.

6) Armstrong MJ, Gaunt P, Aithal GP, et al. Liraglutide safety and efficacy in patients with non-alcoholic steatohepatitis（LEAN）：a multicentre, double-blind, randomised, placebo-controlled phase 2 study. Lancet 2016；387：679-690.

7) Dongiovanni P, Petta S, Mannisto V, et al. Statin use and non-alcoholic steatohepatitis in at risk individuals. J Hepatol 2015；63：705-712.

8) Yokohama S, Yoneda M, Haneda M, et al. Therapeutic efficacy of an angiotensin II receptor antagonist in patients with nonalcoholic steatohepatitis. Hepatology 2004；40：1222-1225.

9) Pelusi S, Petta S, Rosso C, et al. Renin-angiotensin system inhibitors, type 2 diabetes and fibrosis progression：An observational study in patients with nonalcoholic fatty liver disease. PLoS One 2016；11：e0163069.

10) Hasegawa T, Yoneda M, Nakamura K, et al. Plasma transforming growth factor-β1 level and efficacy of α-tocopherol in patients with non-alcoholic steatohepatitis：a pilot study. Aliment Pharmacol Ther 2001；15：1667-1672.

11) Sato K, Gosho M, Yamamoto T, et al. Vitamin E has a beneficial effect on nonalcoholic fatty liver disease：a meta-analysis of randomized controlled trials. Nutrition 2015；31：923-930.

12) Nagai S, Collins K, Chau LC, et al. Increased risk of death in first year after liver transplantation among patients with nonalcoholic steatohepatitis vs liver disease of other etiologies. Clin Gastroenterol Hepatol 2019；17：2759-2768.e5.

1 NAFLDの定義と分類

2 NAFLDの疫学

3 NAFLDの病因・病態

4 NAFLDの検査所見

5 NAFLDの病理所見

6 NAFLDの治療

7 NAFLDの予後

NAFLD の予後

1. はじめに

● NAFLD の予後を規定する因子は，肝線維化の程度である．

● NAFLD では全死亡率・肝関連疾患による死亡率が増加する．

● NAFLD では脳心血管イベント・肝臓以外の他臓器癌のリスクが増加する．

2. NAFLD の予後

● NAFLD の予後は，肝線維化の程度で規定される[1~3), 注1)]．

> 注1) 総計 1,495 人の NAFLD を対象としたメタアナリシスによると，肝線維化ステージ F0 の死亡率を比較対象としたときの死亡率比は，線維化ステージ F1（軽度）/F2（中等度）/F3（高度）/F4（肝硬変）の各段階において，全死亡率ではそれぞれ約 1.6/2.5/3.5/6.4，肝関連疾患死亡率では約 1.4/9.6/16.7/42.3 と，いずれも肝線維化の進行に伴って上昇する[2]．

● NAFLD は NAFL と NASH に大別され，病態進展の速さが異なる．NASH は線維化進展が速く，肝硬変や肝癌に進行するおそれがあり，わが国では今後そのような症例が増加する懸念がある（**図1**）[4,5]．

● NAFLD は，肝癌・肝不全などの肝関連疾患だけでなく，脳心血管イベントや他臓器癌などの非肝関連疾患の背景因子となる（**図2**）．

● 実際，NAFLD の死亡原因は，脳心血管疾患，悪性新生物（肝以外），肝関連疾患の順である[3]．

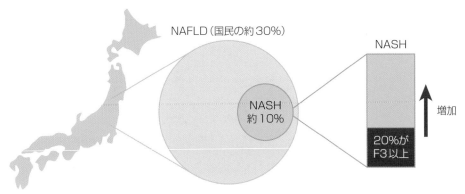

NAFLD（国民の約30%）

NASH

NASH
約10%

増加

20%が
F3以上

図1　NAFLD の現況と予測

わが国の人口の約 30% が NAFLD で[4]，そのうち約 10% が NASH と推定される[5]．NASH のうち肝線維化が進んだ F3 以上の割合は約 20% であり，2030 年にはこの数が 1.5 倍程度に増加すると推定されている[5]．

（文献 4，5 より作成）

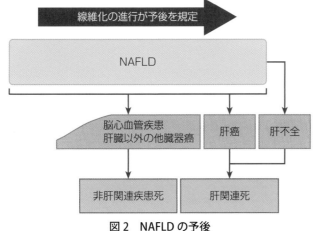

図2　NAFLDの予後

NAFLDは肝関連死だけでなく，非肝関連疾患死の背景因子にもなる．

1 NAFLDの定義と分類

2 NAFLDの疫学

3 NAFLDの病因・病態

4 NAFLDの検査所見

5 NAFLDの病理所見

6 NAFLDの治療

7 NAFLDの予後

● ただし，肝線維化の程度で主な死因は異なる．F3までの症例では非肝関連疾患死が多く，F4症例では肝関連死が多い[6]．

● NAFLD患者の脳心血管イベントの発生リスクは一般人口の1.6倍であり[7]，肝線維化の進展に伴い，そのリスクも増加する．

● NAFLDにおいては肝以外の他臓器癌の発生が増加する．とくに，大腸癌，乳癌は2倍前後に増える．また，肝線維化の進展に伴い，そのリスクも増加する[8]．[注2]

注2）NAFLDで最もリスクが増える癌は肝癌である（17倍）．女性の乳癌は以前から肥満との関連が示唆されており，NAFLDも肥満を伴う場合が多いことから，BMI 25 kg/m² 前後で分けると肥満者ではNAFLDと乳癌との有意な相関はなくなる一方，非肥満NAFLDの乳癌リスクは2.4倍程度で有意に高い[8]．肥満者では肥満自体による影響が強く出ており，非肥満NAFLDではNAFLD自体がリスクに働いていると考えられる．男性の大腸癌リスクでも，内臓脂肪と大腸癌との相関が示唆されているため，この報告では男性大腸癌についても肥満と非肥満のNAFLDに分けた追加解析をしているが，どちらの群でもNAFLDが有意に大腸癌のリスクを上げていた．今後，交絡因子を避けた検証が必要であるとともに，肥満あるいはNAFLDが発癌に寄与するメカニズムの解析が大切と考えられる．

3. NAFLの予後

● NAFLは肝の脂肪変性のみを呈して予後はよいと以前は考えられていたが，肝線維化を伴うNASHに進展する例もある[9]．

● NAFLからNASHに進展する例は糖尿病を伴う症例に多い[9]．

● NAFL患者では，肝線維化が1段階進むのに約14年かかるというメタアナリシスがある（図3）[10,11]．

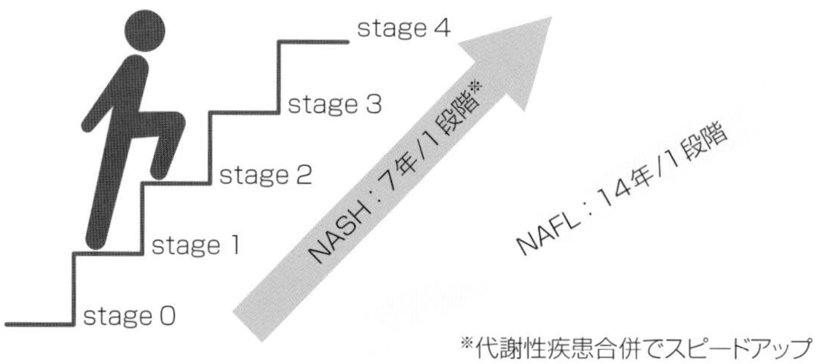

図3　NAFLD の肝線維化進展スピード

NASH では約 7 年に 1 段階，NAFL では約 14 年に 1 段階の肝線維化の進展が想定されている.

（文献 10, 11 より作成）

4. NASH の予後

● NASH は約 7 年で肝線維化が 1 段階進行する（**図 3**）[10, 11].

● 代謝性疾患（肥満，糖尿病，脂質異常症など）を持つ症例では，さらに速く肝線維化が進む[10].

● NASH の予後は線維化の程度によって規定される[注 3].

注 3) 458 人の生検組織で確認された NASH 患者群のフォローアップデータでは，F3 症例では 10 年生存率が 94％なのに対し，F4 症例では Child-Pugh スコア 5 点で 10 年生存率が 74％，同 6 点で 17％と，肝線維化の進行に伴って予後が悪化すると報告されている[6].

● したがって，NASH 症例では肝線維化の程度を定期的に評価し，その結果に応じて，肝不全・肝癌などの肝関連疾患と，脳心血管イベントや他臓器癌などの非肝関連疾患の経過観察・スクリーニングを行うことが推奨される（**図 4, 5**）[11].

● 年間 7〜10％の減量によって炎症の改善（NAS の改善）を認め，10％以上の減量によって線維化の改善も認めたという海外の報告がある[12].

5. NASH 肝硬変

● NAFLD は，わが国においてはウイルス性肝炎，アルコール摂取に次いで肝硬変の原因の第 3 位である.

▷ 2011 年の日本肝臓学会の非 B 非 C 肝硬変の実態調査では，肝硬変の 26％を非ウイルス性の肝硬変が占め，そのうち 15％を NAFLD が占める.

● NASH は自覚症状がないことが多く，診断時にすでに肝硬変と診断される症例がある.

● したがって，代謝性リスク因子を有する症例（肥満，糖尿病，脂質異常症，高血圧など）では肝逸脱酵素や腹部エコー所見に異常があれば肝線維化の可能性を評価して，

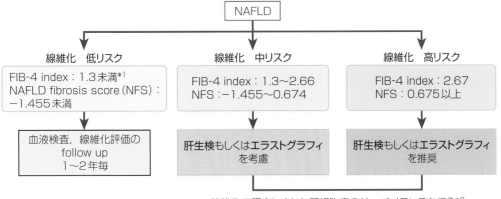

1 NAFLDの定義と分類
2 NAFLDの疫学
3 NAFLDの病因・病態
4 NAFLDの検査所見
5 NAFLDの病理所見
6 NAFLDの治療
7 NAFLDの予後

図4 肝線維化進展例の絞り込みフローチャート（2）

*1●FIB-4 index：（年齢×AST）／［血小板（×10⁹/L）×√ALT］

https://www.eapharma.co.jp/medicalexpert/product/livact/fib-4/calculator.html

●NFS：－1.675＋0.037×年齢＋0.094×BMI（kg/m²）＋1.13×IFG/diabetes（あり＝1，なし＝0）＋0.99×AST/
ALT－0.013×血小板（×10⁹/L）－0.66×アルブミン（g/dL）

https://nafldscore.com/

*2●肝生検で線維化ステージ F0-1，もしくはエラストグラフィで F0-1 相当であった場合は生活習慣の改善を指
導し，エラストグラフィは 1 年後に再評価を考慮する．

●肝硬変の場合には「肝癌診療ガイドライン 2017 年版」に準じ，6ヵ月毎の超音波検査，6ヵ月毎の腫瘍マー
カーの測定を行い，肝細胞癌のサーベイランスを推奨する．

●男性で線維化ステージ F2 以上（もしくはエラストグラフィで F2 相当以上）
女性で線維化ステージ F3 以上（もしくはエラストグラフィで F3 相当以上）
は肝細胞癌のリスクであり，6～12ヵ月毎の超音波を考慮する．

（「日本消化器病学会，日本肝臓学会編：NAFLD/NASH 診療ガイドライン 2020（改訂第 2 版），p.xxi，2020，南
江堂」より許諾を得て転載）

　　そのリスクがあれば専門医に紹介するのが望ましい（4章**図2**参照）[11]．

● 肝線維化の可能性の評価には，血清の肝線維化マーカーやスコアリングシステムを参
考にする（4章**図2**参照）．画像診断や肝弾性度測定も有用である（**図4**）．

● NASH 肝硬変の予後は，線維化の程度・肝硬変の重症度の進展に伴って悪化する[6), 注3)]．
主な死因は肝癌，肝不全である．

● NASH 肝硬変の最も重要な生命予後因子は肝癌であるため，発癌を視野に入れた年
2～3 回の画像診断を含む経過観察が推奨される．

● 末期 NASH 肝硬変は肝移植の適応である[注4)]．

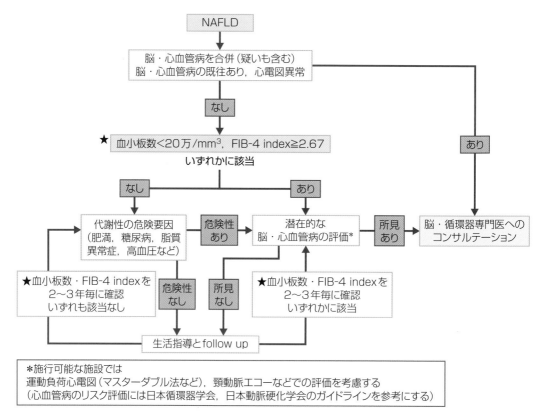

図5 脳・心血管疾患系リスクの絞り込みフローチャート
(「日本消化器病学会，日本肝臓学会編：NAFLD/NASH 診療ガイドライン 2020（改訂第 2 版），p.xix，2020，南江堂」より許諾を得て転載)

注4) 米国の 2008 年から 2010 年までの肝移植例と，2016 年から 2017 年までの肝移植例の比較では，移植理由として C 型肝炎症例が 61% から 35% に減っているのに対して，NASH は 14% から 28% に，アルコール性肝硬変は 25% から 37% に増えている．移植後の予後は，他の原因疾患による肝移植と同等と考えられていたが[13]，NASH での肝移植例の高齢化と移植後の心血管イベントによる死亡により，NASH 患者の肝移植は C 型肝炎やアルコール性肝硬変の肝移植例よりも予後が悪いという近年の報告[14] もある．

6. NASH 肝細胞癌の特徴

● わが国では非ウイルス性肝疾患を背景とする肝癌の頻度が増えており，近年では肝癌の約 30% を占める[15]．このうち，明らかなアルコール性肝障害が約 30%，NAFLD は約 15% であるが，約 40% の背景因子不明のなかに少量飲酒例や burned-out NASH[注5] が含まれていると考えられ，NAFLD 関連肝癌は実際にはもっと多い可能性がある．

注5）NASH 肝硬変の末期では，それまで認められていた脂肪変性や炎症細胞浸潤などの特徴が消失してくる．この状態を burned-out NASH と呼び，NASH の診断が困難となる．なお，原因不明の肝硬変（cryptogenic cirrhosis）では，肥満や糖尿病の合併頻度が他の肝疾患を基盤とした肝硬変より有意に多く，また肝移植後に脂肪肝や NASH の発症率が高いことから，原因不明の肝硬変には burned-out NASH が多く含まれていると推測されている．

- NAFLD からの発癌は年率約 0.04％，NASH 肝硬変からの肝発癌は年率約 2～3％である[16]．この率は C 型肝硬変よりは低いが，アルコール性肝硬変と同等かそれ以上である．
- 逆に，NAFLD からの発癌症例からみると，発癌率は低くても母集団が大きいことから，肝硬変に至っていない群からの発癌も多い（約 20％）[17]．
- NAFLD からの肝発癌は，肝硬変症例，男性，高齢者で多い．
- 少量の飲酒，および過去の飲酒歴は，肝発癌のリスクを増やす可能性がある[17]．
- 糖尿病患者の肝発癌リスクは健常者の 2.5 倍と高いため[18]，糖尿病合併 NAFLD は慎重な肝癌スクリーニングが必要である[19]．
- NASH 肝癌では，肥満者が多いため腹部エコーでのスクリーニングが難しいこと，他の肝細胞癌に比べて PIVKA-II が上昇することが多い[16]という点も特徴である．
- NASH 肝癌の予後は，全体的には C 型肝炎からの肝発癌の予後と大きくは変わらないが，診断時に進行例が多い一方，非硬変肝からの発癌も多いことなどの要因もあり，どのような症例を観察対象とするかで一定しない[20]．

■ 文 献

1) Ekstedt M, Hagström H, Nasr P, et al. Fibrosis stage is the strongest predictor for disease-specific mortality in NAFLD after up to 33 years of follow-up. Hepatology 2015；61：1547-1554.
2) Dulai PS, Singh S, Patel J, et al. Increased risk of mortality by fibrosis stage in nonalcoholic fatty liver disease：Systematic review and meta-analysis. Hepatology 2017；65：1557-1565.
3) Hagström H, Nasr P, Ekstedt M, et al. Fibrosis stage but not NASH predicts mortality and time to development of severe liver disease in biopsy-proven NAFLD. J Hepatol 2017；67：1265-1273.
4) Eguchi Y, Hyogo H, Ono M, et al. Prevalence and associated metabolic factors of nonalcoholic fatty liver disease in the general population from 2009 to 2010 in Japan：a multicenter large retrospective study. J Gastroenterol 2012；47：586-595.
5) Estes C, Anstee QM, Arias-Loste MT, et al. Modeling NAFLD disease burden in China, France, Germany, Italy, Japan, Spain, United Kingdom, and United States for the period 2016-2030. J Hepatol 2018；69：896-904.
6) Vilar-Gomez E, Calzadilla-Bertot L, Wai-Sun Wong V, et al. Fibrosis severity as a determinant of cause-specific mortality in patients with advanced nonalcoholic fatty liver disease：A multi-national cohort study. Gastroenterology 2018；155：443-457.e17.
7) Targher G, Byrne CD, Lonardo A, et al. Non-alcoholic fatty liver disease and risk of incident cardiovascular disease：A meta-analysis. J Hepatol 2016；65：589-600.
8) Kim GA, Lee HC, Choe J, et al. Association between non-alcoholic fatty liver disease and cancer incidence rate. J Hepatol 2018；68：140-146.
9) McPherson S, Hardy T, Henderson E, et al. Evidence of NAFLD progression from steatosis to fibrosing-steatohepatitis using paired biopsies：implications for prognosis and clinical management.

1 NAFLD の定義と分類
2 NAFLD の疫学
3 NAFLD の病因・病態
4 NAFLD の検査所見
5 NAFLD の病理所見
6 NAFLD の治療
7 NAFLD の予後

J Hepatol 2015；62：1148-1155.

10）Singh S, Allen AM, Wang Z, et al. Fibrosis progression in nonalcoholic fatty liver vs nonalcoholic steatohepatitis：a systematic review and meta-analysis of paired-biopsy studies. Clin Gastroenterol Hepatol 2015；13：643-654.e9.

11）日本消化器病学会，日本肝臓学会（編）．NAFLD/NASH 診療ガイドライン 2020（改訂第 2 版），南江堂，2020.

12）Vilar-Gomez E, Friedman SL, Romero-Gomez M. Reply：To PMID 25865049. Gastroenterology 2015；149：1988-1989.

13）Charlton MR, Burns JM, Pedersen RA, et al. Frequency and outcomes of liver transplantation for nonalcoholic steatohepatitis in the United States. Gastroenterology 2011；141：1249-1253.

14）Nagai S, Collins K, Chau LC, et al. Increased risk of death in first year after liver transplantation among patients with nonalcoholic steatohepatitis vs liver disease of other etiologies. Clin Gastroenterol Hepatol 2019；17：2759-2768.e5.

15）Tateishi R, Uchino K, Fujiwara N, et al. A nationwide survey on non-B, non-C hepatocellular carcinoma in Japan：2011-2015 update. J Gastroenterol 2019；54：367-376.

16）Tokushige K, Hyogo H, Nakajima T, et al. Hepatocellular carcinoma in Japanese patients with non-alcoholic fatty liver disease and alcoholic liver disease：multicenter survey. J Gastroenterol 2016；51：586-596.

17）Kanwal F, Kramer JR, Mapakshi S, et al. Risk of hepatocellular cancer in patients with non-alcoholic fatty liver disease. Gastroenterology 2018；155：1828-1837.e2.

18）Kasuga M, Ueki K, Tajima N, et al. Report of the Japan Diabetes Society/Japanese Cancer Association joint committee on diabetes and cancer. Cancer Sci 2013；104：965-976.

19）Yang JD, Ahmed F, Mara KC, et al. Diabetes is associated with increased risk of hepatocellular carcinoma in patients with cirrhosis from nonalcoholic fatty liver disease. Hepatology 2020；71：907-916.

20）Piscaglia F, Svegliati-Baroni G, Barchetti A, et al. Clinical patterns of hepatocellular carcinoma in nonalcoholic fatty liver disease：A multicenter prospective study. Hepatology 2016；63：827-838.

検印省略

NASH・NAFLDの診療ガイド2021
定価（本体 1,500円＋税）

2021年 3 月16日　第1版　第1刷発行
2021年 7 月21日　　同　　第3刷発行

編著者　　一般社団法人 日本肝臓学会
発行者　　浅井 麻紀
発行所　　株式会社 文 光 堂
　　　　　〒113-0033　東京都文京区本郷7-2-7
　　　　　TEL　（03）3813－5478（営業）
　　　　　　　　（03）3813－5411（編集）

© 一般社団法人 日本肝臓学会, 2021　　　　　　　印刷・製本：真興社

ISBN978-4-8306-2110-9　　　　　　　　　　Printed in Japan